健康活到天年

不只要活得老
更要活得好

尹浩鏐——著

徐序

作爲一位醫學博士、核子醫學專家、X光專家的尹浩鏐大文豪來寫《人活百歲不稀奇》，他必然是最佳人選，這不僅是他那極豐富廣博的醫學知識，富有極強的說服力，叫人可信賴，同時加上他那妙比生花的藝術表達力，更具趣味性與可讀性。

尹浩鏐醫師是我的學長，在校時，我只聽說他的畢業論文寫得非常出色，但這次，當我一口氣讀了他那退休後所寫的三本書——《情牽半生》、《醫生手札》與《西洋情詩精選》才知道，他可稱得上我們台大醫學院的大文豪，其文學功底之深，叫人佩服。他對西洋文學與中國古典文學同樣有深刻的研究，難怪他自十六歲起就如賈寶玉開始了他一生的羅曼史，眞不愧是風流才子，令人神往。希望他在今後的歲月裡，爲我們多寫眞、善、美的文藝作品，也爲自己在這悠悠的歲月裡，在這歷史的長河中，留下些痕跡。

徐大衛
北美台大醫學院校友會會長

黃序

能夠為尹浩鏐學長的書作序，是一件非常榮幸的事。他是我們學校一位非常傑出的校友，品學兼優又秉性忠厚，才華出眾，文章超群。更難得的是，他有一顆善良又熱烈的心。回想在學校的日子，他無端被判為右派，飽受凌辱，但他毫無怨恨，身處黑暗而心境光明，不卑不亢地度過那艱難的日子，以堅忍不拔的四年時間，取得雙料專家資格，還入選為加拿大皇家醫學院內科學院院士，和世界醫學名人錄名譽會員。

他不但在醫學上獲的傲人的成就，在文學上也令人刮目相看。他從醫學上退休後，以三個月的時間，以他荒廢已久的中文，寫出一本十七萬字，名為《情牽半生》的言情小說，一出爐便銷售一空，一年不到便印行了四版，在台灣一連四個星期上了金石堂暢銷書排行榜。接著他用四個月的時間，寫了一本十六萬字的散文集：《醫生手札》，也大受歡迎。他最近出版的《西洋情詩精選》，被美國詩人及英文教授劉庶凝稱為譯詩中的精品。他原本早該享清福去了，但尹學長仍覺得不夠；不是錢不夠，也不是名不夠，而是服務社會不夠。他現在又花了幾個月時間，和他的同班好友將如江似海的知識分享讀者，企圖使有幸看到這本奇書的人，能快快樂樂地活一百年，你說奇也不奇？

許多人也許覺得奇怪，以一個人的精力，何以會懂得那麼多的東西？你與他交談，好像和一本字典交談，無論古今中外、天南地北，他無所不會也無所不精。他是一個西醫的教授，卻對中醫研究得那麼深、那麼精，不能不令我這個學弟佩服得五體投地。

這是一本不可多得的好書，如果你想健康長壽，你非讀這本書不可！

黃光宙
中山醫科大學南加州同學會會長

饒序

我出身於醫學世家，家父年輕時代曾在台灣花蓮跟隨日本醫生學習西醫多年，後回廈門開業行醫。我自幼在家父的薰陶下走入醫學殿堂——廣州中山醫學院，得遇同窗好友尹浩鏐學弟，二人性情相投。他博學多才，相繼攻讀數門外語，又奮筆疾書，每當我們討論人生、醫學與文學、情歌時，我深為他旁徵博引地侃侃而談和條分縷析地總結概括所折服。他又是百米短跑運動員，我也愛好體育，二人因而結下了終生之友情。

一九六一年大學畢業，我又跟他一起被分配到內陸邊疆工作，歷任寧夏銀川市第一醫院教學和科研工作。從七〇年代起涉足西醫、學習中醫，並逐步開展外科疾病的中西醫診療的研究。在醫療實踐中觀察中老年人神經系統的易發疾病及治療、預防方法來研究神經系統在機體的各種治療中占有的主導地位。眾所周知，神經系統是機體應付複雜的內外環境的指揮中心，隨著年齡的增長，步入中老年時，神經系統的結構和機能會逐步老化而衰退，從而導致軀體各種症狀出現。若能從中西醫學的整體理論，重視調動人體局部與整體、現象與本、內因與外因、治標與治本，來防治中老年人的疾病，可以收到事半功倍的效果。

退休以後，蒙伊浩鏐院士諸多的鼓勵和幫助指導，勸我將餘生所累積的臨床實踐經驗與體會，輔以中外有關養生、抗衰老的研究成果綜合分析並努力賦予科學內涵，與我合編一本關於養生的書，提供中老年人增進健康、延年益壽的知識和方法，來提高大眾的健康水平和生命質量，以期預防疾病和過早衰老，爭取人人健康長壽，享盡「天年」。這也是我一生最大的心願。

本書所以能夠順利完稿，還應該感謝內人大力支持，和腦科兒子饒岩的幫助打印編撰工作。

饒聞年

自序

人生什麼最苦？貧嗎？不是。失意嗎？不是。老嗎？死嗎？都不是。人若知足，貧不苦；若能安分，雖失意不苦；生、老、病、死乃人生難免之事，達觀的人看得很平常，人生本來就是空花幻月，是鏡中花、水中月，假如人活得毫無意義，與死又有何分別？死亦何嘗是可悲？死，只是化解了人體的存在，脫離這混濁的世界，從此不辨苦與樂，也無須忍受疾病的折磨，和親人離去的痛苦。

我說人生最苦的事，莫若身上揹著一種未曾完成的責任！欠了人家的錢未還、答應人家做的事未做，便像是幾千斤的擔子壓在肩頭上，再苦沒有的了。因爲那良心的責備，是無處可逃的呀！所以從人生最重要的事，莫過於把責任完成，從完成責任中獲得最大的快樂！

除了完成責任之外，人生的眞義又是什麼？要怎樣度過你的一生才能算是不負此生？

其一，是接近自然。

人只要接近自然，你就會是富貴如浮雲，把羞辱拋諸腦後，即使受到莫大的委屈，身處絕望的邊緣，你亦能處之泰然，維持自己的尊嚴和不墜的信念，不怨人，不自怨，默默地在尋求知識的道路上找尋人生的標的；身處黑暗而心靈卻感受著春暖夏涼、鳥語花香、明月清風，就好像夏日叢林中的一隻鶥鳥。我認爲不滿意生活的人都是煩惱自尋，生活並不是人們從自身經歷中所看到的那麼黯淡。我們的病根是在忘本——忘了你是自然的產兒，就好比枝頭上的花與天空上的鳥兒是自然的產兒，但我們不幸是文明社會裡的人，入世越深，離自然越遠。試問離開了泥土的花草、離開了水的魚，能生存嗎？能快樂嗎？爲醫治痛苦的生活，接近自然是萬靈藥方。在青草裡打個滾，到海邊洗一個澡，爬上自然是你快樂的泉源，它爲你保持著童年的活潑與天眞，使你肉體的生活雖是痛苦，精神生活卻是天堂。

其二，是熱愛文學、藝術和音樂。

我從不認爲世上有窮人，正如冬天的太陽、水上的明月、山上的清風，採之不盡，用之不竭，窮人與富人一起同享，富人占不到窮人一點便宜。文學、音樂和藝術並非富人才能欣賞，窮人也可同樣品嘗。書是我們最好的朋友，文學是歷史的見證，它是人的品格中最好的、最持久的部分。書籍較之有生命的朋友更能使你快樂；任何時候只要你願意，你都可以找到古今中外氣質高貴的人、已故的偉人和現今的偉人，你都可以從他們的著作中和他們接近。甚至你認識的或不認識的心儀已久的著名作家，你隨時都可以和他們交談。你獨自一個人時不會感到寂寞，你可以在火爐旁邊和他們心靈交談，沒有時空的阻隔，李白和莎士比亞、蘇東坡和拜倫、孔子和蘇格拉底從不曾見面，他們筆下的感情，又何其相似，而你的心靈和他們的也是多麼相近。你會神遊到他們身邊，和他們握手言歡、開懷暢飲。這正是文學的好處，是我們前人給我們留下的瑰寶。你不珍惜它，就等於放棄先人給你留下這份珍貴的遺產。你連這麼好的東西都不要，你哪裡還有資格說你不快樂！財富可以使你腦滿腸肥，但你還是白白活了這輩子！

其三，是家庭的幸福與純眞的友誼。

常人說：「物以類聚，人以群分。」又曰：「近君子而遠小人。」你若心中常懷千般感念，不聽閒言亂語，找幾個共玩共學的知心好友，海闊天空開懷暢飲，此乃人生一大樂事。或說朋友可以選擇，父母妻兒兄弟姐妹便是你的親人，不論好壞，你都得要熱愛關心，用無限的愛心和家人在一起，共享天倫之樂，亦是一大樂事也。

最後，便是高尙的人格與知識。

我以爲能以讀書爲樂的人，會從尋找知識中獲得最高的享受。你不要爲文憑而讀書，這樣會讀得很辛苦，也學不到眞正的東西；只有以讀書爲樂的人，無論是專業的書，或是非專業的書，只要你喜歡的都要讀。古人說：「開卷有益。」這樣你不但增加了生活的樂趣，還感到格外充分，好像一株迎向陽光的樹，不斷地成長，使你更熱愛人生，不會爲困難、貧困而苦惱。要知肉體上的生活雖然被現實的環境綑起來，精神的生活卻得到解放；好像文學家的桃花源，哲學家的烏托邦，宗教家的天堂、淨土，都能把你帶入理想界的自由天地。要知世間並沒有完美的宇宙，但沒有人能強迫你不能製造自己的完美宇宙。人生就像是一場夢，人生是短暫的，要珍惜有限的時光，懷抱大自然的溫暖。你吃的是清茶淡飯，住的是茅屋一間，但你心中自有清風明月、鳥語花香，腦中充滿的是詩情畫意，到了這種境界，你怎能說自己窮、失意潦倒呢？！

尹浩鏐

目次

前言

關於這本書

人的一生中最寶貴的東西是什麼?

答案是:生命!因爲它只給人一次的公平機會。

人的一生最値得追求的東西是什麼?

答案則是:健康與長壽!

根據科學的推測,人類的自然壽命應比現在的實際壽命長。但人類的一生中因疾病、創傷、社會、環境、遺傳等因素的影響,使人類未能達到預期壽命,未享「天年」而過早「夭亡」。

祈求長生不老、返老還童和青春長駐的人,歷朝歷代不曾間斷,但是從秦始皇到武則天,無不總因「壽終辭世」而告終。然而,百歲壽星頤養「天年」之人,古今中外屢見不鮮。究其原因何在?當論養生有道,且說:「不老雖無望,長生尙可求。」

人爲什麼會衰老?怎樣利用科學的方法最大限度地延長壽命?這是每個人都很關心的問題。自古以來,衰老與養生是人們最關心的課題之一。人類老化過程其實是人體內在的器官普遍、緩慢、進行性的功能下降的生命過程,在此過程中,機體越來越容易喪失功能、感染疾病,最終死亡。免疫調節系統與基因表達系統的失控是加速人類老化的主要原因。許多人進入老年後都有可能罹患癌症、自身免疫系統疾病、代謝障礙性疾病及心腦血管疾病等，抗衰老醫學的目的就是最大限度地運用中國傳統醫學及現代醫學最新研究成果對許多與老化相關的疾病進行早期檢查、診斷、治療及預防，達到提高生命質量及延緩衰老的目的。

中國，具有五千年文明史的中華大地，養生之道源遠流長。九州方圓，長壽之星歷朝歷代相繼輝映。探索養生延壽之路已經過了幾千年漫長的歲月，就其發展來說，大體可概括爲：萌生於先秦，形成於秦漢唐，發展於宋元，完善於明清，近代又得到現代科學系統的整理和研究，逐步形成具有中國醫學特色（中西醫結合）的養生和攝生保健理論體系。結合近年世界各國抗衰老的科學研究，及世界五大長壽地區百歲老年人生活習慣的經驗總結，以及中國歷代皇帝養生、延壽之祕訣和民間養生詩詞、名人養生啓示等，編輯成書，供需要者閱讀，並祝天下中老年人都能做到養生有道、保健有方、身心健康、延年益壽。

本書內容，就是使人們瞭解在生命的過程中，特別是中老年人在生活中應怎樣自覺摒棄不健康的生活方式，掌握現代社會生活條件下的養生保健知識和方法，以提高健康水準和生命質量，預防疾病和過早地衰老，爭取健康長壽，享盡「天年」！

第一章 養生與現代醫學

國際上對什麼叫衰老，至今尚沒有統一定義。其中一種比較通俗易懂、比較切合實際的說法是：「衰老乃是指機體各器官功能普遍地、逐漸地降低的過程。」亦有人認爲衰老是一種多環節的生物學過程，是機體在退化時期功能下降和紊亂的綜合表現；又有認爲衰老是從生殖成熟後才開始或加速的，具有累積性、普遍性、漸進性、內生性和危害性的生命過程。在此過程中機體越來越容易喪失功能、感染疾病，最終死亡。衰老是死亡的前奏，要想實現長壽，「盡終其天年，度百歲乃去」，必須對衰老之謎進行全面、深刻、認眞的探索，找出衰老的根本原因，才能實現抗衰老、推遲衰老、從而達到延年益壽的目的。

衰老是生命的一種過程，也是自然中的普遍規律，既不以人們的意志爲轉移，又是不可抗拒的，一切生物都會逐漸老化、衰老直至死亡。機體的衰老在形態、生理、生化等方面的影響因素存在下，不同個體間的差異卻很大——有些人年紀不大已「未老先衰」，另一些人老年人卻精力旺盛仍「不減當年」。在日常生活之中出現的「年代年齡」與「生理年齡」不相符合的現象，確實屢見不鮮。

衰老有兩種不同的情況：一種是正常情況下出現的生理性衰老，另一種是疾病引起的病理性衰老。生理性衰老是生命過程的必然結局，病理性衰老則可結合預防疾病加以控制。病理性衰老，有人稱之爲「早衰」。所謂早衰，是指生命在生長、發育的過程中，由於各種原因引起疾病，從外部侵襲引起形態和功能發生變化，提前出現身體臟器的退行性改變，在生命過程中發生夭折。

一、健康老年人的標準

世界衛生組織（ＷＨＯ）提出的健康概念是：「健康不僅僅是不生病，而且在身體上，心理上和社會適應上的完好狀態。」近年來更強調以老年人的生活質量來評估其健康水平，並提出了「健康期望壽命」的新概念，要求老年人活著就應該始終具有「穿衣、吃飯、處理大小便、洗澡、室內外行走、經濟自理和外出購物」等生活自理能力，直至生命終結；還應該具有良好的個性、良好的處世能力、良好的人際關係。

中華醫學會一九九五年制定健康老年人的十條標準：

1.軀幹無明顯畸形，無明顯駝背等不良體型，骨關節活動基本正常。

2.神經系統無偏癱、老年性癡呆及其他神經系統疾病，神經系統檢查基本正常。

3.心臟基本正常，無高血壓、冠心病（心絞痛、冠狀動脈供血不足、陳舊性心肌梗死等）及其他器質性心臟病。

4.無慢性肺部病病，無明顯肺功能不全。

5.無肝腎、內分泌代謝疾病、惡性腫瘤及影響生活功能的嚴重器質性疾病。
6.有一定的視聽功能。
7.無精神障礙，性格開朗，情緒穩定。
8.能恰當地對待家庭和社會人際關係。
9.能適應環境，具有一定的社會交往能力。
10.具有一定的學習、記憶能力。

二、養生與亞健康狀態

亞健康狀態，是世界衛生組織（ＷＨＯ）關於老年人的自主生活質量列爲健康的主要指標的情況下提出的健康新概念。亞健康狀態又稱人體健康的第三狀態，它是指人體在健康者和病人之間還存在著一種既不健康，也不是已經確診患病的過渡性狀態，甚至到醫院檢查還查不出什麼器質性疾病。在這種狀態中，包括了將要發病的潛伏期、前病期和疾病的康復期。凡處於亞健康狀態的人經常自我感覺不適，體力和工作能力下降。據國外、國內統計資料看，處於第三狀態的人約占全體人類的半數以上，而老年人的比例則可高達百分之九十以上，究其原因有以下幾個因素：

1.步入老年期以後，胸腺功能逐步喪失，免疫功能也就進入衰退期，往往會出現失眠、內心煩熱、肌肉疼痛等炎性因子蓄積等病痛表現。

2.老年人多數由於離退休的生活方式突變和社會地位的轉變，而致個人心理不能適應，或長途飛行、倒班、夜班、職業人，其生物鐘規律受破壞等，均可使其免疫功能受影響。

3.老年人社會地位改變和經常面臨外界突發的應激事件所致心理、生理反應，很容易出現精神緊張焦慮和悲傷情緒。社會轉型帶來的競爭壓力、離退休後的失落感，以及現代社會環境中存在的過高的電磁波、微波等均可造成人體免疫系統功能的削弱，而引發許多老年性疾病。

4.老年是一生不良生活方式的「還債期」。一個人在年輕充滿活力時期，養成的不良生活方式如飲食不節、不愛運動，尤其養成某些嚴重危害健康的嗜好如吸菸、酗酒，甚至放蕩不規律的生活，更多的人是並不瞭解自我養生保健的知識，而逐步造成人體各種疾病。

三、衰老特徵及生理病理變化特點

老年與衰老不能等同，兩者之間既有聯繫又有區別，老年人多有衰老，但衰老未必都局限於老年人。

衰老有不同的定義，有人認爲：「衰老是資訊的喪失與自由能力下降。」也有人認爲：「衰老是生物體老化終期階段的表現，即老化的結局或結果。」但不管怎樣說，衰老的共同特徵包括：

1.**累積性**：即衰老非一朝一夕所致，而是一些輕度或微量變化長期積累的結果，一旦表現出來則不可逆轉。

2.**普遍性**：衰老是同種生物在大致相同的時間範圍內都可表現出來的現象，幾乎所有生物都有衰老過程。

3. **漸進性**：衰老是個持續漸進的演變過程。

4. **內稟性**：指人體衰老的變化由其內在固有基礎改變造成，不是環境造成，但不排除受環境影響。

5. **危害性**：衰老對生存不利，使身體功能下降乃至喪失，機體越加容易感染疾病，終於死亡。

(一)生理病理變化特點

1. **細胞衰老**：人體是由細胞構成的，人體的衰老也就是細胞的衰老。細胞衰老的特徵是脂褐素顆粒（殘渣廢物）的堆積，老年神經細胞內二分之一的空間被脂褐素占據了，大腦、心臟和各器官，組織中肉眼看不見，表現在皮膚上的就是老人斑，這是最明顯的衰老特徵之一。

2. **體表外貌衰老**：衰老時外貌表現明顯，突出表現在面部。面部皺紋是衰老改變的重要徵象之一，它的產生是由於失水，皮下脂肪和彈性組織逐漸減少，皮膚受到肌肉牽拉所致，最早在額部，以後在眼角、耳前顳部及口角兩邊相繼出現，有人把它看成年齡超過四十歲的標誌。四五十歲時面部皮膚常見有老年斑、老年疣。六十歲以上明顯增多，頭髮變白，給人們以老人印象，是一種老化現象，由於黑色素細胞逐漸減少，合成黑色素功能減退，酪氨酸酶減少和失去活性。毛髮脫落是由於毛乳頭萎縮，毛髮更新能力減弱，甚至禿髮。一般六十歲時脫髮者爲百分之八十，七十五歲以上脫髮者達百分之九十以上。

3. **視力**：不少人在四五十歲時發生「老花眼」，說明視力隨年齡增加而減退，原因是晶體的視調節功能減弱。十歲兒童，其晶狀體的視調節能力約爲一千四百度左右，至二十五歲時減至八百三十度左右。一個人在閱讀時約需三百三十三度的視調節能力，而對於一個五十歲左右的人來說，其晶狀體的視調節能力卻只有二百五十度，如果這個人沒有近視眼，這時必須戴一副老光眼鏡，才能使其調節能力增至三百三十三度以上。此外，晶狀體在衰老過程中的混濁度也會逐漸增加，其透明度降低或喪失時，便會變爲白內障。

4.**聽力**：一般來說，從三十歲開始，聽力就逐漸減退；至五十歲左右開始自感聽力減退，如聽不到手錶聲。六十五歲以後聽力減退者占百分之二十七點四。聽力減退原因，可能與鼓膜增厚和彈性減退、聽小骨鏈關節的機械效能減退、內耳的聽覺神經細胞（耳蝸的毛細胞）數量逐漸減少有密切關係。

5.**身高**：老年人由於椎間盤萎縮變薄，脊柱變短且彎曲，故而出現駝背和身高降低。國內有人對五百三十四名老年人做了八年的觀察，結果發現八年內男性老人平均降低三點七公分，女性老人平均降低三點九公分。

6.**體重**：多數老年人的體重逐年減輕，其程度隨攝入營養體質與生活方式而異，原因在於細胞萎縮、死亡及水分逐漸減少。當然，也有不少人減輕情形並不明顯，甚至有所增加（代謝下降、耗熱量降低，所餘熱量轉化爲脂肪儲積，身體趨於肥胖）。由於細胞萎縮，使肥肉萎縮更明顯，肌肉功能從三十歲開始下降，到老年人肌肉彈性降低，力量減弱，易疲勞。七十歲女性手的肌力下降約百分之三十，而男性則下降約百分之五十八，肌腱韌帶萎縮，肌腱附著處常發生鈣化、僵硬，致使動作緩慢，反應遲鈍。

7.**缺鈣**：由於體內激素分泌減少和細胞代謝功能失去平衡老年人嚴重缺鈣，易骨折。

8. **乾燥**：由於水分減少和腺體分泌功能下降，使眼、口、鼻、陰道及皮膚乾燥。

9. **記憶力減退**：記憶力明顯減退，往往從找眼鏡、找鑰匙開始。東西剛放在桌子上，一轉身就忘了。昨天的事不能回憶，而卻能回憶幼年時代的一些事——這叫逆行健忘。越遠的事，記得就越清楚，越近的事，忘得越快。

10. **性格、情緒改變**：由於老年人心理的變化及在社會家庭地位環境的改變，老年人首先變化的是「脾氣」，有的盛氣凌人，也有的人喋喋不休、滔滔不絕、見什麼說什麼，無論什麼都不符合他的心意。遇事嘮嘮叨叨、糾纏不清，這都是步入老年了。

11. **性欲減低**：男性從五十歲以後，隨年齡的增長，睪丸分泌性激素降低，精子數目減少，性功能減退。但有的生理年齡比曆法年齡年輕，不但性激素沒有明顯減退，而且仍有生育能力。女性從三十五至四十歲雌激素急劇減少，六十歲降到最低水平，所以女性中年以後導致性功能與生育能力減退。有些人性功能與上述生理變化差異很大，綜合國內外的資料，七十歲以上老人仍有百分之七十的人可以過性生活。日本學者舍子崇壽調查六十五至八十歲的男性，能與妻子性交者占百分之三十一和婚外交媾者占百分之五十，兩者共占百分之八十六，完全喪失性交能力者僅占百分之十二點七。其中妻子及婚外女性的年輕與否，對男性老年人的性欲影響極大。女性老年人的性欲也和男性一樣，與曆法年齡差異很大。國外調查發現，六十至七十歲女性仍有性交活動，而且從陰道內查到精子。老年人的肉體接觸欲可始終不衰，甚至有增強的趨勢。老年人的性興趣內容可更為廣泛，如與異性之間的歡聚聊天，或說笑，或傾訴衷情等，可使精神上的情欲或情愛得到一定的滿足。

(二) 衰老的病理生理學特點

1.**內臟儲備力低下**：人體所有的器官，在一般情況下都不是竭盡全力工作的，而是留有一定的儲備，只有在必要時才將儲備力付之使用。而衰老時，這種儲備力減少了。如老年人平路行走時，沒有什麼不適，如快步行走或跑步時，就會氣喘和心慌；停止運動以後，呼吸和脈搏數也不像青年人那樣很快復原。這些都說明了老年人肌肉、肺、心臟的儲備力減低。

2.**對外界環境的適應能力減退**：在外界環境發生變化時，身體具有逐漸適應和習慣的能力，叫做適應力。衰老時，人的適應力降低，當氣壓、氣溫、濕度等氣象條件改變時，就容易生病。國內外有人統計，老年人在嚴寒和酷暑的季節患病較多。如在寒冷季節多患肺炎及心肌梗塞，夏天易患中暑及腹瀉。

3.**自理能力下降**：自理能力是指自己料理自己，不需要別人的幫助。衰老時，體力逐漸減退，行動不便，易發生動作錯誤而致外傷等。

4.**對感染的防禦能力減退**：老年人易發生傳染性疾病、退行性疾病、代謝紊亂性疾病和惡性腫瘤，其原因是老年人的免疫功能的衰退與紊亂，抵抗力低下所致。

四、衰老機制學說

近二三十年來，生物科學的發展非常迅速，改變了描述生物學和實驗生物學的面貌，開始深入到分子水平的研究，出現了分子生物學，並得到迅猛的發展。新的學科及其分支相繼出現，特別是老年醫學得到了長足的進展，推動了有關衰老學說的探索及進一步發展。美國在老年醫學基礎方面做出了顯著成績，一九五六年哈爾曼（D.Harman），提出了自由基學說，一九六二年渥佛德（R.Wolford）提出了自身免疫學說，史泰勒（B.L.Strehler）提出了誤差學說，一九六六年黑弗利克（L.Hayflick）提出了生物鐘學說，芬奇（C.E.Finch）提出了內分泌失調學說等。

關於衰老機制學說雖然很多，但基本上可以歸納爲兩類：一類認爲衰老是主動的，遺傳程式化了的過程；另一類認爲，衰老是機體成分如ＤＮＡ、ＲＮＡ、蛋白質和脂類等，由於各種內外環境因素引起的損傷與修復缺陷積累導致細胞損傷的結果。不管哪一種學說，截至目前爲止尚沒有一種學說是完善無缺的。可以說，人體衰老機制尚不清楚，有待進一步研究。以下介紹一些主要的有代表性的衰老學說：

(一) 遺傳學說

衰老是生物自然規律。人的壽命長短是由遺傳因子控制的，可以說，當人出生時就把壽命遺傳密碼印在了基因裡了。

遺傳因子怎樣影響壽命和衰老呢？遺傳即是將有代表親代特性的「信號」——基因由生殖細胞帶到子代去了，子代的每個細胞都帶有這種「信號」。因此，子代也就表現出親代的某些特性，這種「信號」就叫做基因。

基因又是什麼物質？基因存在於細胞核內的長鏈分子去氧核酸（ＤＮＡ）上。基因上帶有遺傳信息，需要由染色體來負載染色體上的很多基因。而上下代之間傳遞的遺傳信息是運載於生殖細胞核中的染色體上的。基因是ＤＮＡ分子的一個片段，帶遺傳信息，可以準確複製，也可突變，經過轉錄和翻譯控制著蛋白的合成，對表現型產生一定影響。其實是ＤＮＡ利用細胞內的原材料和酶的幫助，自己仿照自己複製了同樣的ＤＮＡ。這就是說，基因有重複性。長壽物種在細胞ＤＮＡ分子上基因有較多的重複作爲儲備，可能形成物種的長壽。隨著年齡的增長，ＤＮＡ分子不斷地有所損傷，於是不斷動用儲備的基因，當儲備消耗殆盡時，衰老來臨，直至死亡。所以生命的衰老是由遺傳特性決定的。這也和發育、生長到成熟一樣，都是由遺傳程式規定的。

㈡ 免疫學說

免疫是指抗體細胞與致病因子進行「鬥爭」過程中所產生的一種抵抗疾病的能力。這種能力來源於淋巴細胞。淋巴細胞中凡來源於骨髓的叫做Ｂ細胞，來源於胸腺的叫做Ｔ細胞，Ｂ細胞的任務是抵禦有毒物質的入侵，Ｔ細胞的任務是抵禦細菌，病毒的入侵。

現已明確，隨著人體的衰老，Ｔ細胞繁殖緩慢，數量下降，六十歲老人的Ｔ細胞數量是年輕人的百分之七十；Ｂ細胞製造抗體的活性也隨衰老而下降，使血液中的抗體減少。同時胸腺素在血液中的含量也明顯下降。這很容易使老年人感染疾病，甚至因免疫力下降導致疾病，不治而死亡。所以提高免疫力能延長壽命，這已得到證實。如給壽命很短的小鼠注射淋巴腺細胞，可使其壽命延長三四倍；給老年的老鼠移植初生小鼠的胸腺或年輕鼠的骨髓，可使其免疫能力恢復到年輕水平。

㈢ 自由基學說

自由基是具有高度活性的，帶有不成對電子的原子或分子或離子。凡具有弱鍵的分子，其化學鍵均裂，單電子氧化還原反應，高能輻射及光（主要是紫外線）分解等四種作用都可以產生自由基。一九五六年哈爾曼提出了自由基學說，發現射線照射動物可縮短其壽命。射線照射可使機體產生自由基。如果預先給動物服用抗氧化劑，則照射具有保護作用。因此，這些抗氧化劑被認爲是「自由基消除劑」。給鼠類餵以抗氧化劑，可使其壽命增加，在這種情況下哈爾曼提出了老化的自由基學說，認爲：「衰老是由於細胞代謝過程中自由基產物有害作用的結果」，「難以控制的自由基反應在各種病理過程中，是細胞損害的重要源泉，它們能夠導致衰老」。

自由基有兩類：一類是氧自由基——如超氧化陰離子自由基，羥基自由基——如過氧化氫自由基及單線肽氧等；另一類自由基是脂質過氧化自由基。哈爾曼認爲，生物體內代謝產生的自由基如果過量，就會造成ＤＮＡ和其他大分子的損傷，導致退行性病變、惡性損傷及細胞的死亡，最終導致生物體的衰老及死亡。

自由基很活潑，很容易與其他物質反應生成新的自由基，或者兩自由基結合後分別猝死。自由基與核酸、蛋白質、氨基酸、糖類及脂類化學物質能發生作用，對生物體產生不良影響，引起毒害。自由基可使核酸的氫鍵斷裂、鹼基破壞，導致遺傳突變；可使透明質酸解聚加重炎症過程。自由基對多價不飽和脂肪酸的過氧化作用生成的脂質過氧化物，基中的丙二醇可和蛋白質或磷脂酰乙醇胺發生交聯反應，生成大分子的脂褐素，沉積在細胞內，其表現在皮膚上的叫老年斑或脂褐斑——這是老年的重要標誌。

(四) 細胞學說

人體是細胞組成的，每一個細胞在生長過程中都要一分爲二、反覆分裂四十至六十次。如人的成纖維細胞分裂五十次，人的壽命限在七十歲左右。雞的細胞分裂十五至三十五次，而雞的平均壽命則是三十年。所以，細胞的分裂次數多，機體的壽命就長。美國黑弗利克（L.Hayflick）用人胚胎肺的成纖維細胞體外培養進行細胞分裂實驗，結果其分裂了五十次後便停止分裂而死亡。這種實驗觀察到每一次分裂週期是二點四年，乘五十次，據此推算人的壽命應該是一百二十年。

(五) 殘渣學說

人體隨著年齡的增長，細胞內沉積的脂褐素和色素廢物越來越多，因爲這些「殘渣」無法從細胞內排出，當充滿整個細胞時，細胞萎縮直到死亡。

(六) 消耗學說

人體如同機器一樣，在代謝過程中細胞會因爲受到某種損傷或自身結構發生故障，或差錯突變，無法修復而死亡。有人發現：小動物代謝旺盛，成長快而壽命短；大動物則相反，成長緩慢，壽命也長。如代謝率高的鼠和代謝率低而有冬眠的蝙蝠，前者壽命二至三年，後者可達十年左右。生命物質消耗速度越快，壽命就越短，反之就長。果蠅在高溫環境中壽命短，在低溫環境中壽命長。

在人體內，無時無刻不在進行著生死的搏鬥，生戰勝死則生，反之則死。成人每天有無數的細胞新生，又有無數的細胞死亡。人到老年，細胞老化，繁殖力下降，抗擊能力下降，死戰勝生，只能延長搏鬥時限，衰老至死亡就不可避免。

(七) 精神心理學說

精神愉快、心情舒暢、對生活充滿活力，人體的激素分泌旺盛，免疫防禦力也提高，當時壽命就長。反之，抑鬱憂傷、情緒低下、頹喪或精神緊張，壽命就短。「得神者昌，失神者亡。」經常保護旺盛的情緒，充滿熱情就能長壽。

(八) 超熱量攝入學說

人體攝入熱量是爲了滿足生長、發育及生產活動的需要，攝入量超過機體的需要，剩餘的熱量貯存於細胞組織內，催人衰老。美國麥克凱（McC.M.Cay）用大鼠進行實驗：一組大鼠任意攝取糖、蛋白質、脂肪、鹽及維生素；另一組按其需要限制攝入上述營養物質，故也叫低熱量組。結果，低熱量組壽命較長。

五、養生與抗衰老研究

二十一世紀人類面臨的對健康最大的威脅是「衰老」。因爲烈性的傳染病基本被消滅，癌症與心血管疾病也會得到控制，衰老引起的死亡就顯得非常突出，人們要集中很大的精力來從事抗衰老的探索與研究。

生活規律抗衰老：《黃帝內經．素問．上古天眞論》云：「以酒爲漿，以妄爲常，……逆於生樂，起居無節，故半百而衰。」意思是，不能以酒爲食，不能忘乎所以。情緒要愉快，起居要有規律，這樣就可避免五十歲就早衰而可以延年長壽。

(一)目前世界新興最佳養生法——生物鐘養生法

人體的一切生理活動不是恆時恆定的，而是起伏波動的，有高潮，有平潮，也有低潮。這種波動對人體健康和長壽十分重要。人體內有一個「預定時間表」在支配著這種波動，那就是「生物鐘」。受它支配的人體血壓、體溫、脈搏、神經、激素的分泌等一百多種生理活動，是生物鐘的指針。各項生理指標波動的週期是不同的，有以一天爲週期的，稱爲「日鐘」；有一月一次的，稱爲「月鐘」；有一年一次的，稱爲「年鐘」；還有一個週期最長的大鐘，稱爲「壽命鐘」，支配著人一生的各個時期——生、長、壯、老、亡。採取各種措施，保證這些「鐘」的運轉正常「準點」，便可健康、長壽、益智，歡愉增美。若不採取生物鐘養生，人們生活違背生理鐘運轉規則，則可造成生物鐘運轉不正常，「錯點」。現在科學已證明生物鐘「錯點」是體弱、疾病、早衰、夭壽的總根源。爲什麼絕大多數人未能「盡享天年」，其根本原因在於人們未能採取生物鐘養生。

(二) 限食熱量抗衰老

西元四世紀，西方著名醫學家希波克拉底（西元前四六〇－前三七七）最先提出衰老理論學說：體內「溫熱」減少時，「濕」也在減少，並導致「冷和幹」的增多，即爲衰老。由此，他提出了飽食促老、少食延壽的觀點。至一九三四年美國康奈爾大學麥克凱（C.M.McCay）用限食方法證明——給生長期大鼠限制熱量攝入，其壽命顯著延長——由此提出了「食餌限制法」抗衰老；前蘇聯學者對四千名健康長壽者調查證實了這一觀點。一九三九年，華盛頓大學醫學家考德里（E.V.Cowdry）在《老年問題》一書中從血管方面進一步肯定了限制飲食中熱量可以長壽的觀點。相繼又有人提出超熱量攝入使人早衰的論點。很多國家都重複了上述實驗，均證明限制食量可以延緩衰老。目前科學家對人體尚未進行類似的實驗，不過，可以說，對老鼠有益的現象，對人類同樣適合。在日本的沖繩島居民傳統的飲食習慣爲食用低熱量高蛋白食物，島上的百歲和百歲以上老人是日本其他地方的四十倍，這也許能夠說明「攝入低熱量食物有益長壽」這個觀點。

(三) 酸奶抗衰老

一九〇八年，俄國學者梅契尼可夫（I.I.Mechnikov）首次揭示了人體腸道中「有害微生物」

在導致人體生命衰退過程中的重要作用。並提出了「大腸中毒學說」，認爲：「大腸內有害細菌不斷分泌毒素，造成人體逐漸衰老、退化以至死亡。」並倡導飲純天然酸奶抗衰老法。由於這位俄國醫生的發現和倡導，使得這種原產生保加利亞的酸奶如今享譽世界，風靡全球。一九八五年在廣州召開的中國微生物學會第三屆年會上，廣西衛生學校和巴馬衛生院五位研究人員宣讀的〈巴馬長壽老人菌群調查〉論文指出：「經過巴馬三十位長壽老人取樣檢測，發現厭氧菌在長壽老人體內的菌群中占主導地位，其中雙歧桿菌又占主導地位，其含量遠遠高於一般人體內雙歧桿菌的含量。」這一發現引起北京的專家教授們的極大興趣，他們帶回二十五份由百歲老人提供的標本回北京，嚴格認眞地實驗研究。何道生教授實驗報告：巴馬長壽老人體內的雙歧桿菌含量多達1×108～1×1010。說明巴馬長壽老人之所以能夠長壽，除了獨特的地理環境，風俗習慣飲食特點等因素外，還與其身體內機理仍保持著相當於中年人（雙歧桿菌含量達1×108），甚至人工餵養嬰兒（雙歧桿菌含量達1×1010）的活力有關。科學家還發現，人體內的雙歧桿菌的含量多少，與人體的生長、機體的新陳代謝，乃至生老病死息息相關。母乳餵養的兒童之所以比牛奶餵養的身體健康，是因爲前者體內的雙歧桿菌含量比後者多十倍。百歲健康老人體內的雙歧桿菌數量比普通老人約高出一百倍。國際醫學界曾提出一個大膽設想：如果人體內的雙歧桿菌通過補充能始終保持在母乳餵養健康嬰兒出生一週內的水平，即1×106，人類的平均壽命就可以達到一百四十歲以上。

(四) 普魯卡因抗衰老

一九五一年，雅絲蘭（A.Aslan）在布加勒斯特宣佈，年過四十五歲的人體內經常出現單胺氧化酶過剩現象。他研製了防老維他命GH_3（Gerovital H_3）。普魯卡因等抑制單胺氧化酶的活性，經三十年十幾萬病例證實，改善了老年人部分衰老症狀。羅馬尼亞女科學家雅絲蘭教授的論文〈普魯卡因——一種預防和治療老年病富有營養和回春功能的因子〉公開宣佈後，震動了全球。世界各國學者紛紛進行驗證和使用，GH_3的功效得到了世界許多科學家的承認。

衆所周知，維生素B群中的生物素叫做維生素H，B群中的對氨基苯甲酸（PABA）稱爲GH_1，能轉化成B群中膽鹼的二乙氨基乙醇（DEAA），雅絲蘭命名爲GH_2，並將PH值爲四至五的百分之二普魯卡因命名爲GH_3。

普魯卡因自一九〇五年被發現以來，一直作爲局部麻醉劑，它具有局麻、消炎和止痛的作用，還可做「封閉療法」治療風濕病和神經痛。GH_3抗老消息報導後，有人用單純的普魯卡因卻沒有抗衰老作用，這是爲什麼呢？GH_3是PH值爲四至五的百分之二普魯卡因，並加入某些含有鉀離子的緩衝劑和穩定劑，由於PH值和其他成分上的差別，導致H_3與普魯卡因在藥效上出現兩種完全不同的結果。

單一的普魯卡因（PH值爲七）無論口服或肌肉注射，吸收後三十分鐘就被血液和肝臟中的酯酶所分解，其產物迅速由尿中排出體外。H_3則分解緩解，在血液中維持較高濃度，可是它的麻醉作用卻大大降低。

GH_3的抗老機制：雅絲蘭認爲，正常的生理活動都是在中樞神經系統指揮下得到協調平衡的，一旦腦中樞機能下降，人體各系統的機能亦隨之降低，導致衰老出現。傳遞指令的任務是靠某些神經介質來執行的，它們好像接力棒，在腦中樞之間和腦中樞所支配的各系統之間傳遞信息。當人進入老年期後，由於傳遞信息的介質減少而致一系列機能減退的衰老徵象。

GH_3進入腦中樞後，兵分兩路對衰老過程阻截。第一路是完整的分子和它被分解的GH_2抑制著單胺氧化酶和膽鹼酯酶，降低這些酶的分解活動，從而使傳遞信息的介質得到增加。第二路是被分解的GH_1能起到維生素的營養作用，它能合成細胞中的核酸和蛋白質，使細胞得到新生。GH_2還能合成膽鹼，再由膽鹼轉化成乙酰膽鹼，從而增加信息傳遞物。信息傳遞物質增加後，中樞神經系統的機能得到恢復，青春活力東山再起。

㈤維生素E抗衰老

一九五六年美國布加斯醫院哈爾曼教授提出「自由基」是衰老的原因，他試用維生素E能中和游離基的作用，能清除自由基而達到抗衰老的作用。

美國波斯頓老年營養學術家的最新研究結果表明：較大劑量地服用維生素E可改善老年病人的免疫系統，使他們不易受到疾病的感染，減少疾病對他們的危害。研究者指出，維生素E可增加皮膚和白細胞對抗原的免疫功能。與此相類似的結果在實驗動物身上也已獲得，但維生素的長期療效還有待進一步研究。

㈥超氧化物歧化酶抗衰老

自從一九五六年美國科學哈爾曼提出了衰老的自由基學說，一九六九年麥科德（J.M. McCord）與哈爾曼發現了清除自由基的超氧化物歧化酶並有抗衰老作用，近半個世紀以來以抗衰老效果的多種抗氧化劑應運而生。

隨著增齡，生物體產生抗氧化劑和抗氧化酶的能力逐漸下降，削弱了對自由基損害的防禦能力，加速了生物體的衰老變化。具有抗氧化作用的藥物和食物可減少自由基對機體的損傷，對延緩衰老和防治老年病具有重要意義。

(七) 核酸抗衰老

核酸分爲兩大類，即核糖核酸（ＲＮＡ）、去氧核糖核酸（ＤＮＡ）。一九七三年，英國科學家奧敦斯用十隻大白鼠分三組進行實驗，結果發現：從幼小時給予核酸的五隻大白鼠，壽命超過了正常壽命八百至九百天，其中四隻活到一千六百至一千九百天，另外一隻還活到二千二百五十天；未用核酸組的五隻大白鼠在九百天之內全部死亡。

弗蘭克（B.S.Frank）在《不衰老食譜》中說：「增加核酸攝入量後，三十至五十歲的人可年輕五歲，六十歲以上可年輕十歲，七十至八十歲的人可年輕十至十五歲。」該書還說：「用核酸合劑治療四十例七十至九十歲老人記憶嚴重障礙症，三個月有不同程度的好轉。」

早衰往往是缺乏核酸，其表現爲頭髮早白、脫髮、皮膚粗糙、皺紋多、睡眠不好、精神疲憊、記憶力減退、食欲不振、免疫力下降、易患感冒。

核糖核酸（ＲＮＡ）和去氧核糖核酸（ＤＮＡ）能增強損傷細胞的修復力，試驗鼠注射後其超氧化物歧化酶（ＳＯＤ）活性增加，脂質過氧化物（ＬＰＯ）形成減少。此項研究已引起國內外學者的關注。

六、養生與抗衰老研究新展望

㈠儲存免疫能力法

科學家認爲，衰老的發生與免疫力下降有關。如何設法將年輕時強有力的免疫力儲存起來，等到身體衰老，免疫功能瀕於衰竭之際重新輸入，以恢復抵抗力和延長壽命，這是值得探索的抗老方向。有人提出，在年輕二三十歲時，將人體的淋巴細胞（尤其是T細胞）取出，儲存在攝氏零下一百多度的液氮中——在冰凍情況下，細胞是休眠的，四五十年以後人已到六十歲了，出現衰老和免疫力功能低下現象，這時將冰凍存四十年的T細胞注入老人體內，由於原本就是自己的細胞，所以不會發生排斥反應，而儲存的免疫力在衰老機體內產生了抗老作用，生命的活力有希望得到啓動。

㈡降低體溫延長壽命法

一支燃燒的蠟燭，如果撥低火焰，即能延長點燃的時間。同樣，如果降低動物的體溫，壽命也能延長。在低等動物中，降低果蠅的體溫，可使其壽命增長十倍。科學家估計，只要讓人的體溫降低幾度就能使人的壽命延長三十年。他們設想用一些藥物作用於下丘腦體溫調節中樞，可以將體溫降至攝氏三十七度以下，或者用生物反饋的途徑，用意志迫降體溫也可以達到長壽目的。

(三)以遺傳工程方法改造衰老信息

細胞學研究顯示，控制細胞分裂壽命的奧祕位於細胞核內，核內的DNA控制著壽命。科學家提出遺傳基因是衰老的關鍵。基因出現的錯誤引起衰老的發生。有的學者用遺傳工程技術能夠修補發生了差錯的基因，或導入新的人工合成的年輕基因，去更換老化的基因，或切除衰老基因，恢復那些抑制基因，從而復壯衰老機體。

(四)控制體細胞的衰老法

自從細胞學家黑弗利克（L.Hayflic）發現體細胞分裂極限以後，為延長細胞個體壽命的研究可能為人類的長壽提供希望。人們以各種藥物處理培養細胞，發現維生素E可使培養細胞的分裂代數延長，氫化可的松也能獲得同樣的結果。這些試驗說明細胞的壽命是能夠用藥物來加以延長的。除了維生素C以外，以各種途徑試圖延長壽命的藥物相繼出現，如阻氧化劑（氯酯醇）和溶酶體膜穩定劑等。老年學家們預言，不久的將來會有越來越多的抗衰藥物問世，而它們的作用也會越來越有效。

(五)展望將來，祖國醫學寶庫將會放出燦爛的光輝

中華醫學有數千年歷史，它是一座偉大的醫學寶庫，歷代傳下來的延年益壽的許多方劑，經過科學的選擇，可以發掘出確有抗老效果的中藥，通過現代科學的研究，找出其中的理論根據加

以發揚光大，延年益壽就能充滿著成功的希望。如太極拳鍛鍊方法，已經使廣大老年人得益。中醫十分重視運動與養生的關係，唐代孫思邈《備急千金要方・卷二十七養性・道林養性第二》所言：「養生之道，常欲小勞。」肢體運動可以疏通經絡，調暢氣血，調和臟腑功能，以達增強體質、健康長壽目的的一種方法。

第二章 養生與飲食

一、飲食保健

唐代大醫學家孫思邈說：「安生之本，必資於食；不知食宜者，不足以存身也。」說明了飲食養生的重要性。清代《隨息居飲食譜》的序中云：「國以民爲本，而民失其教，或以亂天下。人以食爲養，而飲食失宜，或以害身命……故聖人疾與戰並慎，而養與教並重也。」話裡也特別強調了飲食養生的重要性。飲食不僅維繫著個體的生命，還關係到種族的延續、國家的昌盛、社會的繁榮和人類的文明。「二戰」前的日本人因身材矮小被戲稱爲「小日本」，而現在日本人變了，同齡的中小學生，日本孩子的平均身高超過北京孩子，比廣東、福建小孩高得更多；原因是二次大戰後，日本政府每天中午給小學生免費供應一袋牛奶。就這麼一袋牛奶，日本人一代比一代高，現在超過了中國人，所以日本有句話：「一袋牛奶，振興一個民族。」泰國爲了擺脫矮小人種的困擾，從國王、王后到王室成員，全部致力於「兒童每天喝牛奶」的宣傳。經過二十年的努力，十八歲男青年身高較以往增長四公分，女青年增高三公分。英國孤兒院做過專門研究，甲組孤兒每天加一袋牛奶，乙組則不喝奶。等到十五歲離開孤兒院時測量發現：喝牛奶組小孩比不喝牛奶組平均高出二點八公分，每天喝二袋牛奶組的高出四點八公分；還發現喝牛奶組孩子皮膚細膩、光滑、滋潤，眼睛、頭髮有光澤，全身肌肉發達且聰明。外面來挑人，第一批挑走的全是喝奶組的小孩。英國前首相邱吉爾曾說：「沒有什麼比得上爲兒童提供牛奶更重要的了。」外國人大都高大健康，不是因爲飯吃得多，也不是牛肉吃得多，而是因爲他們喝奶喝得多。牛奶什麼時候喝好呢？睡覺前喝好。因爲孩子長個子時，白天不長，晚上入睡一小時後，生長激素開始分泌，所以睡覺前喝奶好。如果喝完奶後能再吃一片維生素C一百毫克和一片綜合維生素B，這個孩子不但身高、體重好，而且抵抗力強，避免患病，健康成長。一袋牛奶，再加一片維生素C，綜合維生素B不到一元錢，營養就夠了。因爲每五百CC（兩袋）奶能滿足人體每天需要的動物蛋白的百分之五十，熱能的百分之十六，鈣的百分之六十。我們中國人膳食有很多的優點，但缺鈣，中國人差不多百分之九十人缺鈣，容易造成骨質疏鬆、骨質增生、腰腿痛，以及駝背、骨折等。每人每天需要八百毫克鈣，而我們膳食裡僅有五百毫克鈣，每天喝一袋牛奶，含有三百毫克的鈣，這樣就可補足每天的需要量了。奇怪的是，有很多人喝牛奶即肚子痛、拉稀，這又是爲什麼呢？原來牛奶裡含的是乳糖，全世界有三分之二的人不吸收乳糖，在亞洲黃種人有百分之七十不吸收乳糖，我們是黃種人，喝了牛奶並沒有吸收多少，對牛奶吸收量最大的是白種人。根據北京市調查結果是百分之四十的人不吸收乳糖。全國普查的結果，吸收最好的是廣東。有人不喝牛奶而改喝豆漿。豆漿有什麼優點？豆漿裡含的是寡糖，它百分之百吸收。而且豆漿裡含有五種抗癌物質。尤其是豆漿裡含有飴黃酮等的物質，專門預防、治療乳腺癌、直腸癌、結腸癌，所以對我們黃種人來說最合適的早點是豆漿。美國人知道大豆是營養之花，豆中之王。美國把每年八月十五日定為全國的「豆腐節」。現在中國衛生部也又提出來「大豆行動計劃」，其內容是：「一把蔬菜一把豆，一個雞蛋加點肉。」其中意思就是根據中國普查結果顯示中國老百姓缺乏優質蛋白，飲食結構不科學而制定的。一九八二年，中國預防醫學中心主持的全國營養調查的情況表明，在飲食中，熱量攝取雖然達到供給量的標準，但是蛋白質的人均日攝入量卻只有六十七克，處於供給標準的低水平。攝入的鈣、核黃素、維生素A則明顯低於供給標準。尤其突出的是青少年攝入的熱量、蛋白質均低於供給標準。這就是說，絕大多數已經實現溫飽，但是飲食結構不合理，營養供給不平衡的中國人，有些人袋裡有錢，但由於不懂科學調理飲食而出現營養不良。如對三萬名城市兒童調查，缺鐵性貧血患兒達百分之四十。而另一方面，由於營養過剩，或不平衡帶來的疾病卻日益增多。飲食不當致病的，還有：過飽過飢易患胃病，食大量油膩食物易患膽囊炎、膽石症、胰腺炎、動脈硬化、冠心病，長期大量飲酒易患酒精中毒性肝硬化及血色素沉著症（有些酒含有大量鐵質），經常食用超量食鹽會患高血壓，吃了黃麴黴素污染的黴花生易患肝癌。據美國癌症研究所估計，現在癌症的百分之五十是由飲食污染造成的，由此可知飲食與健康的關係是非常密切的。

隨著年齡的增長，老年人的生理功能在逐漸發生改變，對飲食、營養的需求也在不斷發生變化，只有掌握營養保健法，通過飲食結構的調整，防止營養不足與過剩，來保障身體健康、預防疾病和養生防衰延壽的目的。

(一) 老年人消化系統的生理功能變化特點

人的生命活動需要能量，能量的主要來源靠胃腸對所攝入食物中營養物質的消化與吸收，因此世界衛生組織把「能吃」也列爲健康的指標之一。中醫認爲：「脾胃爲後天之本。」進入老年期，消化系統出現形態和功能方面的退行性變化：

1. 牙齒的磨損、齲齒、牙周炎和牙齦的萎縮性變化，出現鬆動脫落，而影響對食物的咀嚼和消化。
2. 舌乳頭上的味蕾數目減少，使味覺和嗅覺降低，加上消化腺體萎縮，消化液分泌減少，唾液稀薄，澱粉酶含量降低和胃酸缺乏。
3. 胰島素分泌減少，對葡萄糖的耐量減退。肝細胞數目減少，纖維組織增多，解毒能力和合成蛋白質的能力下降，致使血漿白蛋白減少，而球蛋白相對增加，影響血漿膠體滲透壓，導致組織液的生成及回流障礙，故易出現浮腫。
4. 胃腸粘膜和肌肉萎縮。胃腸蠕動減慢，排便過程延緩，老年人易便祕。胃腸功能減退，常合併慢性腸功能紊亂（過敏性結腸炎）。由於胃酸減少，常導致胃粘膜上皮化生（腸化）高齡組男性腸化率可高達百分之八十，所以老年人的飲食調理十分重要。

(二) 老年人的營養標準

人類生命活動所必需的七大類基本營養素，包括蛋白質、脂肪、糖類、維生素、無機鹽、食物纖維、微量元素以及生命之源的水。這些營養素在人體所起的作用可概括爲：提供機體活動所需的熱量，供給身體生長、發育和組織修復所需的材料，和用於人體生命活動的調節物質等三大作用。老年人由於器官退行性變化，日常活動量少，基礎代謝低，對各種營養素的需求與青壯年有所不同，即數量由多變少，質量由低變高。

熱量攝入不宜過多，因其基礎代謝比青壯年時約降低百分之十至十五，運動量日益減少。總熱量的供給量可減少百分之十至二十，一般應控制在二千四百千卡（1卡＝4.184焦耳）。

1. **蛋白質：**蛋白質的供給量每日每公斤體重應爲一至一點二克，尤其要保證攝入生理價值高的優質蛋白質。若以素食爲主，應注意補充大豆及豆製品的攝入量。

2. **碳水化合物：**供給量應占每日膳食量的百分之五十五至六十，其中純糖不要超過百分之十，原則上是老年人糖類攝取不宜過多，尤其是應避免過多的蔗糖和果糖，儘量以澱粉爲主。

3. **脂肪：**以不超過總熱量的百分之二十爲宜，每日約四十至五十克。因爲高脂肪易引起老年性疾病，因此老年人攝入的脂肪應比成年的略低。

4. **膳食纖維：**膳食纖維對人體的重要性越來越受健康學者的重視，特別對老年人更有特殊的重要作用。老年人消化系統功能減弱，腸蠕動緩慢，便祕的發病率隨年齡增長而增高。膳食纖維攝入可有效防治老年性便祕，同時在防治高血脂、膽石症、結腸癌、糖尿病等疾病發揮重要作用。在每日膳食中應包含有粗糧、蔬菜、水果等食物。

5. **維生素：**維生素是保障機體生命活動所必需的功能性營養素，它在維護人體各種器官功能代謝活動方面是必不可少的。人體需要的維生素有：

⑴維生素C：是一種具有廣泛生理作用的營養素，它參與機體許多酶系統，對增強機體免疫力，提高對傳染病、病毒、癌症的抗病能力，維持毛細血管的完整（抗壞血病），參與脂肪代謝調節，治療各種疾病的重要輔助劑，在老年保健方面有重要作用。維生素C富含於新鮮蔬菜和水果中，我國標準，老年人每日維生素C供應量應不低於六十毫克。有人主張老年人除膳食外每日增服一百至二百毫克維生素C，可增強免疫功能，對健康和防病效果更佳。

⑵維生素A：具有維護上皮組織健康，增強機體抗病能力，明目、抗癌和促進老年人健康十分重要，每日需要量二千五百至四千國際單位。食物中動物肝臟、蛋黃、奶油等含量較高，同時也是含膽固醇較高的，而老年人對膽固醇攝入又須加以控制，故此可以選擇含有胡蘿蔔素的黃色或綠色蔬菜食品，因胡蘿蔔素是維生素A的前體，在體內可以轉變爲維生素A。

⑶維生素D：是骨代謝的關鍵營養素，老年人維生素D缺乏可引起骨質疏鬆症，特別是多次妊娠分娩的老年婦女更常見，每日需要量十微克（四百國際單位）。由於人體皮膚含有維生素D的前體，經陽光紫外線照射後可轉變具有活性的維生素D，因此老年人應多曬太陽，是防治老年骨質疏鬆的最廉價，而有效的方法。注意，過量服用易引起中毒。

⑷維生素E：是一種有效的抗氧化劑，能減少體內脂質過氧化物的產生，穩定生物膜結構，對機體有保護作用。體外細胞培養實驗證明，維生素E可以使細胞分裂從五十次增加到一百二十次以上，而細胞分裂週期和次數又和壽命直接相關。此外維生素E能消除老年皮

膚脂褐質，改善皮膚彈性，降低血膽固醇濃度，抑制動脈硬化發展，增強機體免疫功能和抗癌功能。每日需要量爲十五毫克。

(5)維生素B_1（硫胺素）：由於硫胺素在穀皮、穀胚中含量較多，所以飲食過於精製的米、麵，飲食單調的老年人易發生缺乏症。患者可出現浮腫、肢端發麻或感覺遲鈍和心音異常等。食物中粗糧、豆類、花生、瘦肉、肝、腎、心及酵母中均含有豐富的硫胺素，市售穀胚、麥片類食品也含豐富硫胺素。每日需要量一點二至一點八毫克以上。

(6)核黃素（維生素B_2）核黃素在食品中集中於肝、腎、乳、蛋黃、紫菜、口蘑、鱔魚等食品中，而在烹飪過程中易於損失或破壞。缺乏症，可出現口腔潰瘍、脂漏性皮膚炎、陰囊炎等。每日需要量一點二至一點八毫克。

(7)尼克酸（即菸鹼酸）：缺乏症可發生癩皮病，表現出皮炎、腹瀉、癡呆等症狀。尼克酸具有擴張末梢血管和降低膽固醇的作用，對老年人來說也是重要的營養素，每日需要量十二至十八毫克。含量較高的食物有肝、瘦肉、花生、豆類、粗糧及酵母等。

(8)無機鹽與微量元素

①鈣：老年人隨年齡增長，室外活動量和接觸陽光的減少，胃腸吸收功能降低，加以體內代謝對鈣的儲存及利用能力下降，常發生鈣負平衡。每日需要量爲八百毫克。缺乏症可出現骨痛、骨質疏鬆症、駝背及易發生骨折。膳食中含鈣豐富的有牛奶、大豆及豆製品、芝麻醬、木耳、海帶等。老年人還可適當口服鈣劑和維生素D製劑。

②鐵：老年人對鐵的吸收利用能力下降，容易發生缺鐵性貧血，老年人每日需要量八百至

一千毫克。植物性食物中鐵的吸收率較低，動物性食物中鐵多爲可直接爲人體吸收的血紅素鐵，其他富含鐵的食物有大豆及豆製品、黑豆、芥菜、香菜、桂圓、豬肝、腎、烏魚、蝦子、淡菜、芝麻醬等。世界衛生組織爲了預防全球性缺鐵性貧血，建議並推薦炒菜應用中國鐵鍋。

③鉀：鉀是細胞內液中主要的陽離子，與保持心肌的正常生理功能關係密切。每日需要量爲一千二百毫克。富鉀食品主要有各類水果和蔬菜。

④鋅：缺鋅時可致味覺失靈，嚴重者可致心肌梗死，慢性腎炎、關節炎的發病率增高。食物中含鋅高的有瘦肉、魚類、豆類及小麥，尤以麩皮中含量較高，所以膳食中不宜過於精細。

⑤氟：氟是人體必需的微量元素之一，氟不足易致齲齒，容易導致老年人骨質疏鬆症。茶葉中含氟量較高，老年人適當喝茶有利於防治老年人骨質疏鬆症。

⑥其他：硒，缺硒會引起心肌損害及某些腫瘤的發病率增加，食物中含硒量相對豐富的有瘦肉、乾豆和某些富硒的礦泉水。碘：碘是合成甲狀腺素的重要原料，缺乏可致甲狀腺腫大，每日需要量爲五十微克。碘大量存在於海產品、豆類、牛奶和雞蛋等食品中。

⑼水：水是人體內部成分中比例最大的物質，除血液、淋巴液外，遍佈於組織、細胞之內外。老年人細胞內液量減少，同時飲水欲望減退往往造成體內水分不足。每日攝入量可控制在二千毫升左右。清晨、午後和晚間適量飲水，有利於改善血液循環和代謝功能，還能刺激食欲和通暢排便。

㈢ 老年人的平衡飲食

一九九二年世界衛生組織（WHO）總結了當前世界預防醫學的最新研究成果提出的「維多利亞宣言」——健康四大基石，即：平衡飲食、適量運動、戒菸限酒、心理平衡。它能使高血壓減少百分之五十五，腦卒中（即腦中風）減少百分之七十五，糖尿病減少百分之五十，腫瘤減少三分之一，平均壽命延長十年以上。其方法簡單易行，不費什麼財力，效果又非常好。

1.什麼是平衡飲食呢？健康的生命活動的物質基礎是靠營養來維持的，營養是靠飲食中獲得的，飲食的質量必須滿足人體的各種需要。也就是說，膳食中的所含的營養素必須種類齊全、數量充足、比例適當，既不過多又不缺乏，要求科學合理與平衡，此謂平衡飲食。營養缺乏可致體弱多病，影響健康；營養過剩或營養不平衡也同樣可致病，影響健康。例如肥胖症，可導致高血壓、高血脂、冠心病、腦梗塞等心腦血管疾病的發生等等。而科學合理的平衡飲食能促進機體的正常的生理活動，增強抗病能力，改善健康狀況，以抗老防衰、延年益壽爲目的。

2.平衡飲食包括的內容：

⑴熱量和熱源質配比的平衡：熱量攝入要根據個人的性別、年齡、勞動強度及生理需要與體力消耗呈動態平衡。提供熱源質的蛋白、脂肪、碳水化合物的比例分別爲：百分之十五至二十，百分之十八至二十五，百分之六十至七十左右。

⑵氨基酸平衡：每人每日蛋白質需要量是每公斤體重一至一點五克，而且要以優質蛋白質

爲主，應占蛋白質總量的百分之四十至五十。人體所必需的八種氨基酸，一般在肉、蛋、奶和豆類食品中含量充足，而植物性食品中則有幾種氨基酸缺乏。因此要求動、植物食品的合理搭配，實現互補達到比值的平衡。

(3)脂肪酸平衡：飲食中的脂肪是由甘油和脂肪酸組成。脂肪酸又分爲飽和脂肪酸和不飽和脂肪酸，飽和脂肪酸在動物性油脂中含量較高，如牛油、豬油、奶油等。過多攝入可致高血脂、動脈粥樣硬化，故應控制限其攝入量。不飽和脂肪酸在植物性油脂中含量較高，如豆油、葵花子油、芝麻油、花生油等，老年人應儘量控制動物性脂肪攝入量，增加植物性油的攝入量。

(4)酸鹼平衡：正常人體血液處於平衡狀態，PH值維持在七點三至七點四之間。食物中含磷、硫、氯等非金屬元素較多的在機體內經代謝後可產生酸根的稱爲酸性食品，如米、麵粉、魚、蛋等；而含鈉、鉀、鎂、鈣等金屬元素較多的在體內氧化產生帶陽離子的鹼性氧化物，稱爲鹼性食品，如蔬菜、水果、黃豆等。在膳食中酸性食品與鹼性食品搭配上應適當，以避免造成體內酸鹼失衡。

(5)維生素平衡：維生素分爲脂溶性和水溶性二大類——脂溶性維生素攝入過多易在體內蓄積引起中毒，如強化食品和魚肝油丸等；水溶性維生素如維生素B_1、B_2、尼可酸（又稱維生素B_3或菸鹼酸）、維生素C等，體內貯備少，在烹調加工、貯存過程中易損失破壞，易致缺乏或不足，應在飲食中加以補充或額外增補。

(6)無機鹽平衡：膳食中磷酸鹽過多可與食物中的鈣結合，使其溶解度降低，影響鈣的吸收。纖維素過多、脂肪過多、或蛋白缺乏也會影響鈣的吸收。食物中草酸過多、植酸過多，能與某些元素結合生成難溶性物質也會影響鈣、鐵、鋅的吸收。

3.如何科學合理安排老年人的食譜？

⑴老人膳食要多樣」。一日三餐力求「四搭配」：

①**乾稀搭配**：稀食在胃中停留時間短，易消化，可供給老年人所需水分及各種營養素，如牛奶、豆漿等。

②**粗細糧搭配**：粗糧有玉米、白麵、大米、小米、紅薯、蕎麥、黃豆、黑豆、赤豆、綠豆等；細糧有精米、白麵、大米、白麵爲日常的主食，其營養價值和消化吸收率優於雜糧，但粗雜糧的某些營養成分又比細糧多。如蕎麥麵、糜子麵、小米、豆類的蛋白質含量比大米、麵粉高得多，小米、玉米麵中的鈣含量相當於精米的二倍，鐵含量爲三至四倍，粗糧中的B群維生素含量比精米白麵多幾倍。這是因爲蛋白質，B族維生素，粗纖維及鈣、磷、鐵、鉀等礦物質主要存在于糧食的穀胚和表層，占穀粒絕大部分的胚乳（即米仁、麥仁）中含營養素很少，主要成分爲澱粉。在加工過程中存在於表層和穀胚中的纖維素，蛋白質、脂肪、B族維生素和礦物質等，均被當爲米糠或麥麩被除去。粗、細糧搭配食用，就可營養互補。

③**主食、副食搭配**：主食爲米、麵、饅頭；副食指除米、麵以外的菜肴、奶類、水果及一些休閒食品。主食與副食各有所含的營養素，副食中含維生素、礦物質、纖維素、脂肪等遠比主食高，而且副食的烹調方式多種多樣，色、香、味、形俱全，便能刺激

胃口，增進食欲。

④**葷素搭配：**葷菜包括肉、蛋、奶、魚等動物性食物，素菜指蔬菜、瓜果、豆類等植物性菜肴。葷菜與素菜的營養成分各有千秋，如動物性蛋白質多爲優質蛋白質，營養價值豐富，含磷脂和鈣較多，也含有素食中缺乏的維生素Ａ、Ｄ。葷菜能提供人體的儲備能源，但葷菜中動物脂肪含量高，有較多的飽和脂肪酸和膽固醇，易引起動脈粥樣硬化。而素菜中除豆類之外，其必需氨基酸含量少而不齊全，但可提供給人體大量的Ｂ群維生素和維生素Ｃ，植物油中含有較多的維生素Ｅ、Ｋ，以及不飽和脂肪酸。維生素Ｃ是體內氧化還原劑，能促進細胞對氧的吸收，在細胞間質和一些激素形成是不可缺乏的原料，有預防和治療動脈硬化的作用，另外含有大量纖維素具通便作用。

(2)膳食結構要「四高」、「四低」爲原則

「四高」即高蛋白、高維生素、高纖維素和高微量元素的結構，「四低」即低脂、低糖、低鹽、低膽固醇食物爲原則。

蛋白質是構成人體組織細胞的主要成分，形成人體免疫功能的抗體，激素及酶類也是蛋白質組成的，組織損傷與破壞後也需要蛋白質參與修復。因此，人體需要有足夠的蛋白質，才能維持正常的人體生理功能。維生素也是維持人體正常各種生理活動不可缺少的營養素，它可以增強其活動能力和減慢衰老的速度。纖維素可增加腸管內糞便的數量，有效地刺激腸蠕動，防止老年人習慣性便祕、慢性結腸炎，和直腸癌的發生。微量元素包括鉀、鈣、鎂、磷、鐵、鋅、硒、碘等對維持人體的生理功能也十分重要。老年

人應該擴大食譜，克服只追求精製食品和偏食習慣。

老年人應選擇低脂肪類食物，儘量避免進食動物性脂肪，植物油每日攝入量也要控制在五十克（一兩）以內。老年人應控制碳水化合物的攝入，尤其是要少吃糖和甜食。根據調查資料，糖尿病從四十歲以後發病率急劇上升，每增十歲，其發病率就增加百分之十左右。歐美學者研究證明，過量食鹽（氯化鈉）是高血壓、中風、心臟病發病的直接原因之一。動物性食物中尤其是內臟雜碎、蛋黃等食物中富含膽固醇，過量攝入可致心腦動脈硬化等嚴重疾患。

4.選擇什麼樣的食品才具有保健功能？

保健品即對人體具有保護健康或能預防和治療疾病以達到延年益壽的食品。現在我們中國人還有許多人不知道什麼叫保健品。應該如何選擇對身體健康有益的食品之問題是大有學問的，這既是科學的問題也是常識的問題。有人會說：「吃飽，睡好，早睡、早起身體好。」這話本身並沒有錯，唐朝時可以這麼說，現在這麼說就是極端無知了。很多問題都在變化。所謂平衡飲食，就有兩大類之分：一是「飲」，二是「食」。先說第一個問題：「飲」的問題。現在中國大陸青年一度風行喝可口可樂，追求時尚，但是可口可樂美國都不承認，國際上也不承認，它只能解渴，沒有任何保健作用呀！國際會議上定出了六種保健品：第一綠茶，第二紅葡萄酒，第三豆漿，第四酸奶，第五骨頭湯，第六蘑菇湯。

爲什麼提蘑菇湯？因爲蘑菇能提高免疫功能，同在一個辦公室有人老感冒，有人老不得病，什麼原因？是因爲免疫功能不一樣。喝蘑菇湯能提高免疫力，所以是保健品。爲什麼提骨頭湯呢？骨頭湯裡含有琬膠，琬膠是有延年益壽功能的，現在世界各國都有骨頭湯街，而中國沒有。爲什麼提酸奶？酸奶是維持細菌平衡的。所謂維持細菌平衡是指有益的細菌生長，有害的細菌消滅。所以，喝酸奶可以少得病，在歐洲非常流行。中國酸奶銷量很低，而牛奶的銷量卻很大。牛奶固然有它的作用，但是比起酸奶還相差很遠。況且有人喝牛奶不吸收，不是肚子痛就是腹瀉，因爲牛奶裡含的是乳糖。聯合國國際會議上說：全世界有三分之二的人，不吸收乳糖。在亞洲黃種人中有百分之七十的人不吸收乳糖。我們是黃種人，有人牛奶是喝了，但並沒有吸收多少，而對牛奶吸收量最大的卻是白種人。國際會議上爲什麼不提牛奶？我想道理就在於此。爲什麼要提豆漿？因爲豆漿是大豆做的，大豆中起碼含有五種抗癌物質，特別是飴黃酮，它能預防和治療乳腺癌、結腸癌、直腸癌，而且只有在大豆中才有。另外豆漿裡含的是寡糖，它可以百分之百吸收的，確實稱得上是價廉物美的保健品。

再重點講爲什麼喝綠茶。茶文化在中國已有數千年歷史，茶歷來爲文人名士所喜愛，蘇東坡在《仇池筆記．論茶》中指出：「每食已，輒以濃茶漱口，煩膩即去，而脾胃自和；凡肉之在齒間者，得茶浸漱之，乃消縮不覺脫去，不煩挑剔也，而齒便漱濯緣此漸堅密，蠹病自己。」將茶葉與口腔衛生聯繫以達養生保健。

歐洲人喝紅茶加麵包，中國南方人愛喝茉莉花茶。爲什麼紅茶與花茶沒有保健作用，而綠茶卻有保健作用呢？原因是綠茶裡含茶多酚，而茶多酚具有抗癌的作用。喝茶不是爲了因爲它香，而是怕得癌症。日本人普查做得特別好，他們普查完了說四十歲以上的人沒有一個體內沒有癌細胞的。爲什麼有人得癌症，有人不得，就是與喝綠茶有直接關係。如果你每天喝四杯綠茶，癌細胞就不分裂，而且即使分裂也要推遲九年以上。所以，日本小學生每天上學就喝一杯綠茶。第二點，綠茶裡含有氟，這個氟有什麼作用呢？中國古代人早就知道，曹雪芹寫《紅樓夢》時說賈府的人吃完飯拿茶漱口，可以堅固牙齒，但他並不知道氟的作用。現在日本人搞清楚了，綠茶不僅能堅固牙齒還能消滅菌斑。飯後三分鐘，牙齒的菌斑就會出現，很多人不懂口腔衛生，三十歲開始掉牙，五十歲牙就全掉了。醫院裡牙科最忙，牙科裡鑲牙室最忙。原因就是許多人不知道拿茶水漱口就可把牙齒上的菌斑消滅了。如果牙齒好，自然就長壽。

第三，綠茶裡含有茶甘寧，茶甘寧是提高血管韌性的物質，使血管不易破裂。醫院裡每死四個人就有一個是腦出血而死的。腦出血是很危險的，不死也會留下終身殘疾。現在高血壓病人很多，就怕生氣，一生氣一拍桌子一瞪眼，腦血管崩了。這種例子在我數十年行醫過程中見得太多了。

飲料中第二個是紅葡萄酒，爲什麼提紅葡萄酒？原來紅葡萄的皮上有種東西，叫「逆轉醇」，逆轉醇具有抗衰老的作用，它還是一種抗氧化劑。常喝紅葡萄酒的人不易得心臟病，可以幫助防止心臟驟停或稱爲猝停。大家知道，什麼情況下會發生心臟停跳或停搏呢？第一是原有心臟病的，第二有高血壓的，第三跟食物有關係的。例如過大、過硬、過粘、過熱的食物可以使心臟停搏，血脂高也可使心臟停搏。

紅葡萄酒還有個作用能降血壓、降血脂，每天喝一點紅葡萄酒是有益健康的。世界衛生組織說健康四大基石中第三條是「戒爲限酒」。沒說不讓喝酒，並且具體到酒的限量也規定了。葡萄酒每天不超過三百毫升。不會喝酒的人怎麼辦？可以買葡萄吃，洗乾淨，連皮一下吞下去一樣有保健作用。但應提醒的是，白葡萄並沒有逆轉醇，吃了也是白吃。

再說飲食的第二個問題：「食」的問題。食就包括穀類、豆類、菜類。「穀」類，在國際會議上沒有提大米、白麵，而是提老玉米，他們說玉米是「黃金作物」。美國醫學會做過普查研究，發現原始的美國人、印第安人沒有一個高血壓，沒有一個動脈硬化病人，原來是吃老玉米的關係。後來發現老玉米裡含有大量的卵磷脂、亞油酸、穀物醇、維生素E，所以不發生高血壓和動脈硬化。從此以後，美國人改變了吃奶油麵包習慣。美洲、非洲、歐洲、日本、香港，以及中國的廣州，早餐都吃玉米羹了。現在許多人花錢買卵磷脂藥片吃，就是想避免得動脈硬化。但是他不知道老玉米裡含量最多，不用多花錢，五角錢、一塊錢一個老玉米。在美國一個老玉米可賣二點五美元。相差十六倍呀。

「穀」的第二類是蕎麥。爲什麼提蕎麥？現在許多人有「三高症」，即高血壓、高血脂、高血糖，而蕎麥正好有「三降」作用——降血壓、降血脂、降血糖，而且蕎麥裡含有百分之十八的纖維素。吃蕎麥的人不得胃腸道癌症，包括結腸癌、直腸癌。

「穀」的第三類是薯類，包括：白薯、紅薯、山藥、土豆（及馬鈴薯）。爲什麼會在國際上提出來呢？原因就在於它們的作用能吸收水分，吸收脂肪、糖類，吸收毒素。吸收水分、潤滑腸道，可以預防直腸癌、結腸癌；吸收脂肪、糖類，可以不得糖尿病；吸收毒素，就可以不發生腸道炎症。

「穀」裡面還有燕麥。國外人早就知道，燕麥能降血脂、降血壓，能降甘油三脂。高血壓病人吃燕麥粥，燕麥片是好辦法，而中國還有很多人不知道。

另外還有小米，中國老鄉只有坐月子時才吃小米粥。爲什麼平時就不吃呢？李時珍的《本草綱目》說小米能除濕、健脾、鎭靜、安眠等作用。

下面有關「菜」的問題。國際會議上第一個提的菜是胡蘿蔔。爲什麼提胡蘿蔔？《本草綱目》說胡蘿蔔是養眼明目的蔬菜，患夜盲症病人吃了就好。它具有保護粘膜作用，長期吃胡蘿蔔的人不易得感冒。美國人認爲胡蘿蔔是美容菜、養髮菜，有養皮膚、養粘膜之效。常吃胡蘿蔔的人確實從裡往外美容。現在中國內地女孩子都願花錢買化妝品美容，不如吃胡蘿蔔餡餃子更爲合算，它既養粘膜，預防感冒，又可健美，還有點抗癌作用，對眼睛又特別好。第二提的是南瓜。爲什麼提南瓜呢？它可刺激胰島素細胞產生胰島素。常吃南瓜的人不得糖尿病。還有苦瓜，它雖苦，但含有胰島素物質，常吃苦瓜的人也不得糖尿病。

國際會議上還提到番茄。在美國，幾乎家家戶戶都種番茄，吃番茄，因爲他們知道吃番茄可以避免患癌症，包括子宮癌、卵巢癌、胰腺癌、膀胱癌、前列腺癌。提醒注意，生吃或沾白糖吃是不抗癌的。原因是番茄裡含有番茄素，它是和蛋白質結合在一起。周圍有纖維素包裹，很難釋放出來，必須加溫到一定程度才會出來。因此番茄吃法可以炒雞蛋吃，也可做番茄湯吃即可。另外一種抗癌食品是大蒜，國外稱它爲抗癌之王。我國山東人、東北人特喜歡吃大蒜，他們知道吃大蒜可以不得癌症。上海人嫌吃大蒜的人，口臭。怎樣才算科學吃法呢？許多人並不知道。科學吃大蒜應該是把大蒜切片，一片一片的薄片放在空氣裡十五分鐘，它跟氧氣結合後產生大蒜素。大蒜本身不抗癌，大蒜素才能抗癌，而且是抗癌之王。

國際上還提黑木耳，爲什麼提黑木耳呢？黑木耳可以使血不粘稠，預防心肌梗塞發生。黑木耳的藥用價值是美國心臟病專家發現的，後來他得了諾貝爾獎。他發現後，所有歐洲人，有錢有地位的都吃黑木耳。而不再吃阿司匹林了（又譯阿斯匹靈）。大家知道吃阿司匹林，可以使血不粘稠，不得心肌梗死，但吃阿司匹林的後果是發生眼底出血。現在歐洲人已經不吃阿司匹林來預防心肌梗死了，那麼吃什麼？吃黑木耳。吃黑木耳後血液變稀釋，人不容易得腦血栓、老年癡呆，也不容易得冠心病。現在很多人得老年癡呆，其實這個癡呆是很多細小的毛細血管或小動脈堵塞，最後腦子不行了，傻了，記憶沒有了。這種情況大多數就是因爲血粘稠度太高造成的。據發現黑木耳的藥用價值的這位美國心臟病專家是位醫生，也是偶然之中發現的。他有一天出診，病人是位美籍華人，血粘稠度突然降低了。醫生問：「你有沒有搞錯，是不是藥吃多了？」病人肯定地回答：「我肯定藥沒有多吃。」「奇怪了，你最近吃過什麼嗎？」病人說：「我前天到中國城吃了一頓中國飯，炒了一份木須肉，有肉片、雞蛋，還有黑木耳。」美國醫生想想後說：「肉片沒用，雞蛋更沒用，恐怕是你們中國人愛吃的那種很怪的東西，不然你再去一趟試試。」病人再去吃一趟，果然見效。美國醫生最後研究結果黑木耳果然可以降低血粘稠度。文章發表後，台灣人都知道用這個方法。北京心臟血管中心專門研究了黑木耳、動物和人體實驗都證明用五克～十克黑木耳就能降低血粘稠度和膽固醇。有一種人叫高凝體質，凡矮、粗、胖的人，特別是更年期婦女，而且血型爲AB的人更容易高凝血稠，還有脖子越短越容易高凝血稠。

再談目前國外熱賣風行的兩種高營養物質：一是花粉，二是螺旋藻的問題。美國前總統雷根曾一次胸部受槍傷進行一次大手術，又得了一次惡性腫瘤。他那麼大歲數現在還活著，只是得了老年性癡呆症。是花粉在他身上起了很大作用。現在歐洲、美洲都流行起吃花粉了。其實中國歷史很早就知道，武則天就吃花粉，慈善太后也吃花粉延年益壽。因爲花粉是植物的精子，它孕育著生命，營養豐富，具有美容之效。日本老人用它美容，法國模特兒也用它美容、健美、維持體型等功效。

一九六二年，法國醫生科裡門特到非洲去旅遊時發現，在大澤湖地人比我們健康長壽，發現他們吃海藻，曬乾包包子吃，喝海藻湯。經過化驗，證實是海藻，呈螺旋狀的，就取名螺旋藻，這一發現轟動了全世界。爲什麼？因爲它一克等於一千克各種蔬菜的綜合營養素。當時只有皇帝、皇后及奧林匹克冠軍吃。後來人們發現它營養特別豐富，最全面，營養分佈最平衡，而且是鹼性食品，對人體特別適合。日本爲什麼是長壽世界冠軍，他們一年消耗五百噸螺旋藻。他們到中國旅遊每人都帶它。爲什麼帶它？他們說：八克螺旋藻可以維持生命四十天。現在的太空食品都用螺旋藻做的，現在研究有幾種病用它有特別重要的意義。⑴心腦血管病：它能降低血壓、降血脂。⑵糖尿病：它能使糖尿病人不得合併症，能補充病人的能量，能替代降糖藥物使用。⑶胃炎、胃潰瘍：它有葉綠素對胃粘膜有恢復作用。⑷肝炎：螺旋藻能阻止病毒複製，大量氨基酸使肝細胞恢復。，膽鹼使肝功能恢復，提高免疫功能，有很強的抗輻射作用。蘇聯核電站爆炸事故時，日本專家帶螺旋藻去搶救。現時做ＩＴ工作及房屋裝修，甲醛等影響身體，螺旋藻均有預防和治療作用。

最後談動物性食品問題。廣播電台宣傳說：「吃四條腿（豬、牛、羊）的不如吃兩條腿（雞、鴨、家禽）的，吃兩條腿的不如吃無腿（鮮魚）的，吃無腿的不如吃多條腿（蝦）的，最好的應該還是蘑菇和豆類。」動物性食品是提供人體蛋白質的來源，蛋白質是構成人體組織細胞的主要成分，形成人體免疫功能的抗體激素及酶類也是蛋白質組成的，組織的損傷、病灶的破壞都要靠蛋白質參與修復。而蛋白質的質量又有優劣之分，老年人在選擇蛋白質食品時是有學問的。美國人有三萬婦女得了淋巴瘤，經研究是吃漢堡包吃出來的，歐洲人吃牛排、喝牛奶，所以體格健壯，所以體育比賽大球老勝，但牛肉的問題太多：第一有瘋牛病，第二有口蹄疫，第三有不良的膽固醇。因此爭論很大，已經殺了幾萬頭牛。我們應該慎重吃，如果有豬肉、羊肉，應吃羊肉；有羊肉、雞肉，應吃雞肉；有雞有魚，應吃魚；有魚有蝦，應吃蝦。其原因是動物越小蛋白質就越好、越優質。在國際會議上說跳蚤的蛋白質最好。由於跳蚤很小，牠可跳一米多高，如果把牠放大到人體那麼大，牠可以跳到月球上去。就有幾位美國醫生在琢磨怎麼吃跳蚤呢，現在聯合國（ＷＨＯ）建議大家多吃點雞和魚。爲什麼不提蝦呢？不是不提，而是太貴了，不容易普及。如果有蝦，還是應吃蝦。當然好啦！魚肉蛋白一小時就能吸收，吸收率爲百分之百，而牛肉蛋白要三小時才吸收。魚對老年人，身體虛弱的人特別合適。當然，蝦比魚還好。國際上調查全世界最有名的長壽地區在日本，而日本的長壽地區在海邊，而海邊壽命最長的是吃魚的地方，尤其要吃小魚小蝦，而且是吃全魚全蝦，其含有活性物質的部位在頭部和腹部。

二、食補、食療與藥膳

當人類從尋找食物充肌以維持生命的溫飽型社會進入現代富裕型社會以後，人們自然就會轉向對營養保健飲食療補的重視。老年人應如何科學地安排飲食，特別是應用我國傳統醫學關於飲食補養（食補）、飲食治療（食療）和藥膳的方法，通過日常飲食來提高身體健康素質，增強機體抵抗力，防病治病，達到健康長壽的目的。

食補：飲食補養是運用有補養作用的食物對身體進行培補的一種保健方法。食補主要是針對體虛和健康失調的人通過飲食進行補養的方法。合理、正確和適時的食補是保證中老年人精力充沛、身體健康、延年益壽的物質基礎。飲食調補無論是對養生防病，還是對疾病的治療都有積極意義，還能增強體質；但忌盲目調補，可致飲食攝入過剩或不足，導致機體功能失調，影響健康。

中醫認為，五臟的生理功能不同，食物補養的作用也不一樣。而所選用的食補會有所差別，如豬肝補肝明目，核桃補肺腎，大棗補脾，龍眼肉補心。而人體虛弱又有氣血陰陽之分，因此，選用食補也應結合人體虛損的具體情況而定，如山藥補氣健脾，枸杞子補血，兔肉補陰，狗肉補陽等。

藥補：是指選用中草藥中具有補益作用的藥物，如杜仲、人參等。針對人體的虛損而進行補養的治療方法。有些具有藥補作用的物質本身就具有食補作用，如蓮子、桂圓、大棗。但藥補主要還是以治療虛損疾病為主，食補則主要針對虛損體質而用。

藥膳：中華藥膳是在中醫學基礎理論指導下，運用烹飪學、營養治療學、營養衛生學等有關知識，研究藥物和膳食相結合，用於保健強身、防病治病、延年益壽一門學問。數千年來，它為中華民族的繁衍昌盛做出了貢獻，是祖國醫藥學的一個重要組成部分，是中醫藥的瑰寶。由於藥膳能使藥藉食味，食藉藥力，發揮協同作用，變苦口的藥物為美味佳肴，其功能既不同於單純食米穀以解饑健體，又不同於單純應用藥物來祛邪治病。它既有藥物的治療作用，又有食物的調養作用。其精華在於食借藉力，藥藉食補，從而收到藥物治療和食物營養的雙重功效。藥膳是食補、藥補二者的結合。

醫書《養老奉親書・飲食調治第一》裡說：「若少年之人，眞元氣壯，或失於飢飽，食於生冷，以根本強盛，未易爲患；其高年之人，眞氣耗竭，五臟衰弱，全仰飲食以資氣血。」其意說明了對五臟、氣血已經虛弱的老年人，飲食調養具有十分重要的意義。飲食調養的涵義應有三點：一是指食養，用食物養生，防病保健延年，即「無病強身」之義。二是指食治，用食物治療疾病。每一種食物其氣味和性質不同，對人體會產生不同的作用和效果，如薺菜能養肝止血，綠豆可清熱解暑，這些性能對不同的疾病起了不同的治療作用。三是指食忌，由於人們的體質、年齡、性別、疾病的不同，對一些食物應有所忌口。傳統的藥膳是食養與食治的結合，是一種「純天然療法」。美國前總統雷根用的抗癌食譜中就含有菊花、薄荷、苜蓿、蕎麥和未公佈成分的「草藥茶」等內容。古今實踐證明，藥膳確實是一種受人們歡迎的又行之有效的手段，且副作用極小。

(一) 四季食補

「因時養生」是中醫養生學的一條重要的原則。《黃帝內經靈樞經・主神》云：「故智者之養生也，必順四時而適寒暑。」一年四季春溫、夏熱、秋涼、冬寒。季節變化，氣溫不同。會給人體帶來不同程度的影響。因此，必須合理安排食補的方式。

1.春季調養以胃氣爲本：中醫認爲：「春日宜省酸增甘，以養脾氣。」春季爲肝旺之時，肝旺則脾胃容易虛弱，多吃酸味食物會致肝氣偏亢，故春季飲食調養宜選辛、甘溫之品，應忌酸澀。早春時節氣溫仍較嚴寒，可進食一些高熱量的食物，除穀類外，還應選黃豆、芝麻、花生、核桃等高能量食物。以抵禦寒冷刺激導致機體抵抗力降低所致的體內蛋白質分解而致病。因此，還須補充優質蛋白質如雞蛋、魚蝦、雞肉、兔肉、豆類、蘑菇、蜂乳和攝入足夠的維生素和無機鹽。如新鮮蔬菜、柑橘、檸檬等水果富含維生素C，並具有抗病毒作用。胡蘿蔔、莧菜等黃色、綠色蔬菜，富含維生素A，具有保護和增強呼吸道上皮粘膜的功能，增強機體抗病能力。核桃、芝麻、捲心菜，富含維生素E，可提高人體免疫功能，增強機體抗病力。

2.夏季調養心氣爲主：炎熱夏季易致心火上火，又是瘡癤膿腫的高發季節。中醫理論認爲，諸痛癢症，皆屬於心，故飲食要防止心火過旺。多吃甘淡、性涼食物，以調整夏日陰陽平衡，維持正常的生理功能，如西瓜、綠豆、酸梅湯、小米、蕎麥以及含水分多的瓜果。此外，應多飲水加速代謝產物的排泄，又可保持皮膚的彈性，減少皺紋。主食以大米、玉米、小麥麵、薏苡仁、赤小豆等爲主，蔬菜應多吃苦瓜、絲瓜、冬瓜、藕、菠菜、芹菜、茄子及兔肉、鴨肉等偏涼性肉食，少吃韭菜、辣椒。飲水可飲茶水、西瓜汁、綠豆湯、番茄汁等，不宜飲帶色素加蔗糖飲料，少喝汽水，以免沖淡胃酸，降低食欲。

3.秋季調養肺氣爲主：中醫認爲，秋天屬金，主肺。秋天天氣轉涼轉燥，從白露節開始，雨水漸少，空氣乾燥，燥氣內應於肺，易傷其津液，從而引發與肺有關的疾病和徵候，如咽乾鼻燥、乾咳、氣促、大便祕結、皮膚乾燥失潤、皺紋增多。可選用性寒涼而滋潤的食物如百合、白木耳、豬肝、兔肉、梨子、批把等，也可選溫而滋潤的食物如核桃、杏子、桃子、桂圓等。對肺及皮膚有保養作用的食品如番茄、甘蔗、蘿蔔、荸薺、蜂蜜、大棗、鴨蛋、芝麻、糯米、乳品、蘋果、梨子。

4.冬季調養腎氣為主：冬季腎水正旺，欲求長生，應以補腎為主。中醫認為腎有「三最」，即：腎氣最先，腎為先天之本、生命之本。腎所指精氣是維持其他各臟腑正常生理活動的物質基礎，腎精氣的衰弱，關係到機體的強盛與衰弱，補養腎氣是延年益壽的必要條件。冬季是進補的大好季節，因為冬季新陳代謝低，機體消耗少，吸收的營養物質可以貯存體內，食用具有進補作用的食物，對於加強體質，增進健康有益。一般冬季用補尤以農曆冬至開始為宜，冬至後陰氣開始消退，陽氣開始回升。這是老年人調養虛弱病症的最好時機，易使食物蘊蓄體內而發揮效能。俗話說：「三九補一冬，來年無病痛。」冬季進補以甘溫滋補為主，特別適於喜暖怕冷，四肢不溫，喜食熱飲，精神疲倦，少氣懶言，小便消長者。可選用牛肉、羊肉、公雞、韭菜、牛奶、核桃、蝦、龍眼、荔枝、大棗等食物；對於陰血不足的老人，食補以鵝肉、鴨肉為主，甲魚、烏龜、木耳、海參、魷魚等是冬季進補佳品。

(二)保健藥膳

藥膳是中國傳統醫藥知識與烹調經驗相結合的產物，是中國醫學的一技獨秀，它既有食物作為膳食，又有藥物針對病情，既有醫療保健的食用性，又有祛病強身的科學性。其特點有：

1.以中醫中藥理論的基礎：中藥是中醫學的組成部分，我國中藥資源非常豐富，在目前發現的八千多種藥物中，不算食品在內，另有五百種可供作藥膳使用，如人參、貝母、天麻、冬蟲夏草等。運用中藥作爲藥膳必須遵循中醫辯證論治療的原則，再結合食物的特性和作用，如：川貝母性甘寒，具有消熱潤肺，化痰止咳作用，主治肺熱久咳痰多；而梨子性味甘微酸涼，具有潤肺消痰、消熱生津作用，也可用來治熱咳、燥咳。熱病傷津口渴，如老年人久咳不癒，痰不易咳出，口乾，就可取梨子一個削去皮，挖出核，在梨子腔內加入川貝母粉、冰糖，蒸熟食用，這就是藥膳。

2.以調配合理適用爲原則：在應用藥膳過程應強調其合理性、完整性，還應做到可口、無異味、口感好、易被人接受，多吃也不致造成身體的不適。藥物與食物調配必須遵循中醫藥的理論原則，違反其原則不但無益，反而有害。如羊肉中含有很高的營養價値，對於氣虛羸瘦、疲乏無力補益作用很好，但「六月食羊肉，則傷人神氣」，這是因爲羊肉熱性助陽，夏季吃了很不合適，而宜在冬季食用。

3.以傳統烹飪技術爲手段：藥膳的一個顯著特點是應該既能食用，味道可口，又要有保健作用。因此對烹飪技術的要求融藥物作用和美味於一體，可採用的製作手段和方法，如炒、蒸、煨、煮、燉、燒、鹵等。如元代《飲膳正要》載的鯽魚羹，就是將鯽魚去鱗，洗淨，魚腹內放入陳皮、砂仁、蓽茇、大蒜、胡椒、泡辣椒、蔥、鹽、醬油。先將魚置鍋內煎熟，再加入適量水，燉煮成羹而成。此藥膳適宜老年人因脾胃虛寒，所致慢性腹瀉、慢性痢疾。

4.以健體強身爲目的：藥膳具有扶正固本、抗老延衰的作用，所選用的藥物一般均是補虛強壯藥，如當歸、人參、杜仲、蓮子，選用的食物也大都滋補作用好、快，如羊肉、雞、鴨、海參。科學研究證明，具有強壯作用的人參、黃芪能增強機體生理功能，改善細胞的新陳代謝和營養，增強免疫功能和吞噬細胞的功能，延緩細胞衰老而抗老延年。

(三) 健腦益智藥膳

中醫認爲：「腦爲元神之腑，中清之臟。」具體地說：腦主思維，腦主感覺認識，腦主記憶，腦主運動，腦主五志（喜、怒、恐、憂、思）。

西醫認爲，人的大腦是由兩個結構大致對稱的半球在內側面通過胼胝體相互連接而構成，主要與人的行爲和認知功能有關。近代研究表明，大腦半球的功能既對稱又不對稱，左側大腦半球在言語，邏輯思維、分析能力以及計算等方面起決定作用，而右側大腦半球有高級的認知中樞，主要在音樂、美術、綜合能力，空間和形狀的識別，短暫的視覺記憶和認識不同人的面容等方面起決定作用。但是大腦的整體功能很重要，大腦皮質各部分在整體功能基礎上又有各自獨特的生理作用。大腦是人體的最高司令部，它統率和控制著身體各系統和各器官的一切活動，使其密切合作，協調一致。因此大腦功能健壯，人體就可健康，腦的重量雖然只占人體重量的百分之二，而其所消耗的能量卻占全身總消耗量的百分之二十，所以它需要大量的營養。人體的能量主要來自膳食，必須通過膳食加強對腦的營養供應。常用藥膳有：

荔枝粥（《泉州本草》）

將乾荔枝五枚，粳米五十克，洗淨，同煮爲粥。每日二次。

功能：益氣，養血，益智，常食可恢復腦力。

冰糖蓮子（《仿膳肛譜》）

取乾蓮子二百五十克，涼水浸泡，去除內芯，倒入鍋內，小火燉煮至蓮子熟軟時，加入適量冰糖調味，即可取下。

功能：健脾養心，益智安神，適用於用腦過度、健忘失眠者，常服可增強腦力，健腦益智。

蜂王精（《抗衰老中藥學》）

市場有成品出售，內有蜂乳、枸杞子、黨參、五味子等。每日二十毫升，服用二至三個月。

功能：滋補強壯，健腦益智，常服可使身體健壯，保健人的思維記憶功能，提高工作效率，改善睡眠。

豆腐魚頭（《民間配方》）

將鱅魚頭一個，去腮，洗淨，先用油煎魚頭，然後投入二百五十克豆腐及蔥、薑、黃酒、食鹽、水，小火燒煮至熟，佐餐食用。

功能：健脾胃，益腦髓。

益壽鴿蛋湯（《四川中藥志》）

枸杞子十克，龍眼肉十克，製黃精十克，鴿蛋四個，冰糖五十克。

將枸杞子、龍眼肉，製黃精均洗淨、切碎，冰糖敲碎放入碗內，將鍋置中火上注入清水七百五十毫升，加入以上三味藥同煮至沸後十五分鐘，再把鴿蛋打破後逐個下入鍋內，同時將冰糖屑下入鍋中同煮至熟即成。每日服一次，連服七日。

功能：補肝腎，益氣血，適用於氣血虛弱、智力衰退者。

八寶粥

龍眼十克，核桃仁二十克，茯苓十克，蓮米十克，紅棗十五克，百合十克，薏仁十五克，白扁豆十克。

將上藥加水適量，煎煮約四十分鐘，再加入粳米二百五十克，繼續煮成粥，分頓調糖食用，適用於氣虛乏力、神經衰弱、失眠健忘等。

另外還有蜂蜜粳米粥、人參枸杞粥、胡桃枸杞粥、豬腰山藥粥、豬肺白果粥等，均有滋補強身、保健養生、健腦益智之功效。

(四) 增力健體的藥膳

增力既指增強身體在一切環境中的適應能力，包括肌力、耐力、靈敏性、柔韌性和弛緩性，也指增強四肢的氣力。

中醫學早在幾千年前的《神農本草經》中就記載了一些可以「倍力」、「益力」的食物和中藥。到明清，我國的本草專著《本草綱目》中便已收載了九十味增力營養保健品。

事實證明，運用食物中藥不僅可以對症治療因過度疲勞而出現的各種不適症狀。而且可以調動人體潛在能力，刺激人體激素的合成產生，分泌釋放以及調整神經，內分泌系統，增強心血管系統、消化系統、造血系統、骨骼系統，但卻無「興奮劑」樣副作用。其中包含有兩類的食物，中藥：

一是能夠補脾益氣的食物，中藥可增力。由於體力主要指四肢活動能力，因此，能夠補脾，健脾養胃的食物皆可增力。中醫學認為「脾主肌肉」、「脾主四肢」，五臟六腑皆賴以養。人的脾胃有「後天之本」之稱，它是人體體力產生的直接動力。若脾不運化水穀精微，清陽不佈，營養缺乏，則肌肉痿軟，四肢倦怠無力。常用的補脾、健脾的食物和中藥有山藥、榛子、牛肉、狗肉、葡萄、大棗等。

二是能夠大補元氣的食物或中藥能增力。元氣是人體的根本之氣，又叫「原陽」、「眞陽」。元氣對五臟六腑起著溫煦生化作用，因此，能夠大補元氣的食物均能增力，如黑芝麻、核桃、桑椹、豹肉、鱔魚、蓮子等。

人參茶（《婦女藥膳》）

先將生曬參三克切成片，放入保溫杯內，用開水悶泡半小時，早晨空腹或晚上臨臥前溫飲之。在初飲二至三天內，忌食蘿蔔、濃茶、螃蟹、綠豆等物，以免降低療效。

功能：益氣健脾，適用於男女各種氣虛之症，爲延年益壽之佳品。正常人常喝，能加強氣力。

燒蘑菇（《食用菌飲食療法》）

松蘑、春筍各五十克，荸薺二十克，調料適量。

將松蘑去根鬚，洗淨，下油鍋用武火翻炒片刻，荸薺去皮切片，春筍切片，同倒入松蘑的炒鍋內，加水少許，煮片刻，調入精鹽，味精，勾薄芡，淋油起鍋。

功能：強身壯力。

黃芪燉牛肚（《中國藥膳學》）

牛肚一個，黃芪三十克。牛肚洗淨，入沸水中焯後，去內皮切條或塊，黃芪切碎裝入紗布袋內紮口，與牛肚加水燉至肚爛熟，去藥袋，食肉喝湯。

功能：補中氣，益脾胃，適用於脾胃虛弱、食少短氣、體倦無力等症。

煨龜肉（《婦女藥膳》）

烏龜七百八十克，火腿三十克，清湯一千五百克，豬油十五克，香油、蔥段各二十克，薑塊十克，味精、料酒、胡椒麵各適量。

將活龜剁頭放血，剝開殼，去苦膽，取龜肉和內臟洗淨，切成三公分長，一點五公分寬的肉塊。火腿切片，豬油燒熱先下蔥段、薑塊略煸，再下龜肉內臟，加料酒、胡椒麵、精鹽、香油一起爆炒後，盛入砂鍋內，放清湯，燒沸後改用文火煨二小時，加入火腿片，煨至湯汁稠濃，香氣四溢，調入味精，晚餐服食。

功能：補腎益精養血，祛風溫、強筋骨。適用於久病精血虧虛、羸弱乏力、久癱痿弱、筋骨疼痛、痠軟無力等症，常人服用可精力充沛，健身長壽。

(五) 烏髮養髮的藥膳

優美的頭髮猶如頭戴華冠，是人體健康的鏡子，髮的稠疏榮枯、潔污以及色澤等，直接影響著儀容和交往印象。《黃帝內經．素問．五臟生成》云：「腎之合骨也，其榮髮也。」「肺之合皮也，其榮毛也。」說明腎與肺的功能好壞直接影響於髮。中醫學認爲「髮爲血之餘」，而「肝藏血」、「心主血」，所以頭髮的好壞又與心、肝二臟密切相關。所以老年美髮藥膳應從調整心、肝、腎、肺的功能入手。其藥膳有：

蜀椒糕（《聖濟總錄》）

蜀椒二十克，糯米粉五百克，杏仁二十克，熟地黃二十克，黃酒適量。

熟地在黃酒中浸泡一夜取出，與杏仁同研如膏，蜀椒炒香研爲末，將糯米粉、杏仁、熟地、蜀椒、食鹽放在盒中，加入清水合麵，上屜蒸熟，切成十小塊盛裝。每日二至三塊，經常食用。

功能：溫脾胃，補陰陽，烏鬚髮。

首烏蛋（《民間驗方》）

將製何首烏三十克、雞蛋二枚放入鍋內，添適量清水，上火煮，至蛋熟，撈出，剝去蛋殼，放回鍋內，加鹽，繼續煮十分鐘即可，吃蛋喝湯，每二天一次。

功能：補肝益腎，烏髮延年。

髮不落方（《多能鄙事》）

側柏葉二片，榧子肉三枚，胡桃肉2枚。

上藥共研成細末備用，以藥末調水搽頭髮，晚搽早洗，三日一次，或一週搽一次。

功能：牢髮固髮，適用於脫髮、梳頭掉髮。

長髮方（《老年藥膳》）

大麻仁二百二十五克，搗碎，白桐葉一把切碎，再以淘米水煮五六沸去渣。

功能：用此洗頭，可治療髮落不生。

健身烏髮方（《婦女藥膳》）

核桃十二個，枸杞子六十克，何首烏六十克，熟地五十克，山萸肉五十克。核桃選個大者爲佳，去外殼，肉上一層衣膜不要剝去，將核桃肉炒香切碎。枸杞子以寧夏者爲佳。先將枸杞子、何首烏、熟地、山萸肉水煎，取濃汁後去渣，再將炒香切碎的核桃肉和小黑豆一起放入已煮好的濃汁中。再煎，直至核桃肉稀爛全部被小黑豆吸收爲度，取出放在細鐵篩子上，低溫乾燥，即可服用。每次服六至九克，每日二次，早晚空腹時服用或飢餓時服用。

功能：健身烏髮。

獼猴桃蜜煎（《食療本草》）

將二百五十克獼猴桃去皮取瓤，放入鍋內，加適量清水和蜂蜜，上火煎沸，即可取出經常食用。

功能：解熱調中，烏髮養髮。

功能：健身烏髮。

(六) 安神助眠的藥膳

中醫養生名著之一《養生三要》云：「安寢乃人生最樂，古人有言：『不覓仙方覓睡方。』……一睡足而起，神清氣爽，眞不啻天際眞人。」可見睡眠對人來說是多麼重要。在人的生命過程中，大約有三分之一的時間是在枕頭上度過的，睡眠與健康是「終身伴侶」。祖國醫學十分重視睡眠科學，認爲：「眠食二者爲養生之要務。」「能眠者，能食，能長生。」其藥膳有：

大棗粥（《太平聖惠方》）

大棗五枚，粟米五十克，茯神十克。

先煎煮茯神，濾取汁液。以茯神液與大棗、粟米同煮爲粥。每日二次，早晚服食。

功能：健脾養心，安神益志。凡心脾兩虛、驚悸怔忡、失眠健忘、精神不集中者皆適用。

百合糯米粥（《本草綱目》）

鮮百合三十克，糯米五十克，冰糖適量。

將百合剝皮瓣、洗淨備用。糯米如常法煮粥，米將熟時加入百合煮至粥成，入冰糖調味，每日二次，早晚服食。

功能：潤肺止咳，寧心安神，適用於心肺兩虛引起的咳嗽、虛煩、驚悸、失眠多夢者。

甘麥大棗湯（《金匱要略》）

甘草十克，大棗五枚，小麥十克。

甘草、小麥與大棗以冷水浸泡後用小火煎煮，半小時爲一煎，共煎兩次，合併煎液。每日二次，早晚溫服，喝湯食棗。

功能：養心安神，和中緩急，凡心氣不足、陰虛血少、肝氣鬱滯所致失眠盜汗、精神恍惚、煩躁不安、悲傷欲哭者皆可食用。

酸棗仁粥（《太平聖惠方》）

炒酸棗仁三十克，糯米五十克，白糖適量。

將酸棗仁搗碎，用紗布袋包好，與糯米同煮為粥，粥成時去掉酸棗仁袋，加入白糖調味或以酸棗仁煎液煮米為粥。每天一次，臨睡前服食。

功能：養肝寧心，安神斂汗，凡心肝血虛、夜臥虛煩不得眠者均可食用。

(七) 聽耳明目的藥膳

聽耳藥膳是指能夠增強或改善聽力、預防耳疾的藥膳。明目藥膳是指具有使目睛澄澈明亮、洞視有神，眼瞼肌力增強、彈性增加作用的一類藥膳。這類藥膳既能使眼目睛白瞳黑、目光炯然、視力提高，又可防治視物昏花、目眼混濁，眼睫無力、常欲垂閉，眼瞼浮腫等。

耳為聽覺器官，與人體臟腑經絡有密切的關係。腎藏精，開竅於耳；肝藏血，其經脈繞行雙耳。若精血充足，須養於耳，則聽覺聰敏，耳聞八方之聲，分曉五音之異。聽耳藥膳應考慮補腎、填精、生髓。

《黃帝內經》云：「肝開竅於目。」「肝受血而能視。」「五臟六腑之精氣，皆上注於目。」可見人體臟腑皆與眼睛相關，明目藥膳正是因此而設定。

常用聰耳藥膳：

鯉魚腦髓粥（《養老奉親書》）

鯉魚腦髓一個洗淨、切碎備用，將五十克粳米煮粥，粥將成時，入鯉魚腦髓，蔥、薑、黃酒、食鹽繼續上火煮，一百零五分鐘停火。每日二次。

功能：補腦髓，聰耳。凡腎氣虛弱、腦髓不足而致頭暈、耳鳴、耳聾、健忘、癲癇者，均可以作爲調養之用。

腐竹炒莧菜（《婦女藥膳》）

水發腐竹一百克切成段，莧菜二百克洗淨、切成段，素油五十克，蔥絲、鹽、糯、味精和葛根澱粉適量。

炒鍋加入油，待熱後放入蔥絲，炒出香味後，下入腐竹，煸炒至七成熟，再加入莧菜翻炒，調加鹽、糖、味精至熟透色葛根澱粉汁湯，汁明亮即可出鍋。

功能：祛痰，清肝，聰耳，經常佐餐食用能增強和改善聽力。

清肝聰耳李實脯（《婦女藥膳》）

羅布麻葉十克，李子（實）一千克，蜂蜜適量。

將羅布麻葉放入砂鍋中加水適量煎煮二十分鐘，用紗布過濾，收取濾液備用，將李子用沸水燙軟，去皮，除核，放入砂鍋加羅布麻葉的濾液，加熱煮至湯汁將盡時加入蜂蜜，繼續煎煮，隨時攪拌翻動，收汁即可。

功能：清肝，補虛，聰耳，可收預防聽力減退之功效，尤對高血壓肝陽上亢者適用。

常用明目藥膳有：

茉莉花銀杞明目湯（《婦女藥膳》）

雞肝一百五十克，茉莉花三十朵，枸杞十克，銀耳五克，調料適量。

將茉莉花洗淨後清水浸泡，雞肝切成薄片，加鹽少許，用薑汁濕團粉拌勻，銀耳發好後去硬根，撕成小塊枸杞洗淨，鍋中加清湯適量，加入料酒、鹽、薑汁、雞肝、銀耳、枸杞燒開後打去浮沫，待雞肝變色剛熟時，將茉莉花及浸泡液一同倒入鍋中，即刻盛入碗中。

功能：補肝益腎，明目清頭，適用於肝腎不足、視力減退、頭暈眼花等症。

蓯蓉明目丸（《婦女藥膳》）

內蓯蓉一百二十克（酒洗後去芯及雜質），巴戟天六十克，菊花六十克，枸杞六十克。

上四味曬乾，共研為極細末，煉白蜜為丸，如梧桐子大，每服十五克，每日二次，淡鹽開水吞服。

功能：補益肝腎，充精明目，適用於肝腎虧損、視物昏花。

三、養生與維他命、礦物質

近年來世界風行「維他命保健」，並已成為二十世紀的健康時尚。維他命是近百年才被陸續發現的一組營養素，是維持人體正常功能的一類有機化合物。其共同特點是，它們都不供應熱量，也不是機體的構造成分，但卻是維持身體的正常生長、發育、繁殖等所必須的有機化合物，起著調節身體各種功能的作用。維他命在人身體中不能合成，或合成量很少，所以必須從食物中攝取。

當膳食中某種維他命長期缺乏或不足，即可引起代謝紊亂以及出現病理狀態，形成維他命缺乏症（avitaminosis）。而早期輕度缺乏，尚無明顯臨床症狀時，稱為維他命不足症

（Hypovitaminosis）。長期輕度缺乏，並不一定出現臨床症狀，但可使勞動效率下降，抵抗力降低。維他命在人體中扮演輔酶的重要用色，大多數輔酶都是由某種維他命和蛋白質結合而成的。輔酶是一種輔助、增進酶活動的物質。食物被分解後進入細胞，一切代謝皆在細胞中依靠五百種酶來促進的。除有些酶可單獨作用外，許多酶皆需要輔酶的幫助，這就顯示維他命的重要作用了。維他命缺乏的原因，除食物中含量不足外，還可由於維他命在體內吸收障礙、破壞分解增強和生理需要量增高引起。

維他命的種類很多，可分爲二類：一種是脂溶性的維他命，有維他命A、維他命D、維他命E和維他命K四種；另一種是水溶性維他命，有維他命B_1、維他命B_2、維他命B_6、泛酸、生物素、菸鹼酸、葉酸、維他命B_{12}，以及維他命C等。最近的科學研究成果表明，大量地攝取維他命不但可以預防、治療維他命缺乏症外，還可預防其他的病症。例如曾獲諾貝爾獎的賴南・保林博士提倡每日攝取一克維他命C，可以預防感冒；經常攝取β-胡蘿蔔素可以預防癌症；綜合維他命製劑可以全面提供各種維他命，增加免疫力，提高抵抗力以利健康和抗衰老的效果。

國際著名營養保健專家艾爾・敏德爾博士認爲，人們每天吃蔬菜，維他命的攝入量仍然是不足的，因爲蔬菜中的確含有豐富的維他命，尤其是大量的B於維他命和維他命C，可是蔬菜從田裡收採到擺上餐桌，由於洗、切、煮等維他命的含有量大部分消失，所以，食用蔬菜並不一定能攝取足夠的維他命。另外，溫室栽培的蔬菜，由於未受陽光的充分照射，維他命的含量本已較少，所以，每日攝取充足的蔬菜的基礎上還需要補充維他命製劑。如多種維他命製劑（multivitamin），一般含有維他命A、維他命D、維他命E、維他命C，葉酸、維他命B_1、B_2、

B_6、B_{12}及菸鹼酸等。

(一)維他命A和胡蘿蔔素

胡蘿蔔素在體內可轉變爲維他命A，所以在體內具有相同的功能。植物體記憶體在的黃、紅色素中很多屬於類胡蘿蔔素類。其中包括B—胡蘿蔔素、a—胡蘿蔔素、r—胡蘿蔔素和玉米黃素，這些化合物都能分解爲維他命A，又稱爲維他命A原。另一類化合物如葉黃素和番茄紅素則不能分解形成維他命A。

維他命A最好的來源是各種動物肝臟、魚肝油、魚卵、全奶、奶油、禽蛋等；胡蘿蔔素的良好來源是有色蔬菜，如菠菜、苜蓿、豌豆、紅心甜薯、胡蘿蔔、辣椒、莧菜及水果中的杏子及柿子等。

維他命A和夜視力有關。人體維他命A營養充足，其暗適應力就短，即在暗處很快就可以看到物體；反之，在暗處看清物體的時間相對就長。維他命A還有維持皮膚和粘膜上皮細胞健康的功能。如果缺乏維他命A，表現皮膚乾燥角化、毛囊角化，眼淚腺分泌減少，眼結合膜乾燥皺褶，角膜乾燥、潰瘍，甚至發生穿孔而致失明。據世界衛生組織報告，維他命A缺乏是發展中國家兒童後天致盲的重要因素。維他命A的第三個重要作用是維持兒童正常的生長發育。缺乏時，會出現骨骼鈣化不良，肝臟中的氨基酸合成蛋白質速度減慢，致使生長發育發生障礙。

補充維他命A的方法是喝牛奶最好，現在有些牛奶中加入維他命A和維他命D，對促進兒童生長發育、防止維他命A缺乏很有效。此外，應多吃綠色及紅色蔬菜，冬天吃胡蘿蔔和紅心甜薯可增加胡蘿蔔素的攝入。若每半月吃一次動物肝臟，則可補充很豐富的維他命A並儲存起來。

(二) 維他命D

維他命D主要包括維他命D_2和維他命D_3。前者是麥角膽固醇經紫外線照射後轉變而成的，後者是七—脫氫膽固醇經紫外線照射後的產物。人皮膚和脂肪組織中都含有七—脫氫膽固醇，故皮膚被紫外線照射後即可形成維他命D_3然後被運往肝、腎轉化爲具有生理活性的形式後，再發揮其生理作用。

維他命D和骨骼、牙齒的生長有密切關係，它能促進鈣、磷在腸道中的吸收和在骨骼中的沉積。兒童、少年若缺乏維他命D，則生長緩慢，骨骼和牙齒鈣化不良。正在學走路的兒童，若缺少維他命D，就會因骨骼不夠堅硬，承受不住體重的壓力，使兩腿彎曲成弓形，稱「羅圈腿」，嚴重者還可表現爲方形頭及肋骨串珠和雞胸。成年人如缺少維他命D，可使已成熟的骨骼脫鈣而發生骨軟化症或骨質疏鬆症（osteoprosis）

維他命D的來源有兩條途徑：一是來源食物，植物性食物維他命D含量很少；動物性食物如雞蛋、黃油、牛奶、魚肝油含有維他命D，但含量也不多，受動物飼料的影響很大。一般靠食物攝入很難滿足人體需要。二是來源於自身製造，人和許多動物的皮膚中都含有T—脫氫膽固醇，經陽光紫外線照射後就可變成維他命D_3。當婦女懷孕期或授乳期，由於對鈣磷的需要量增多，此時必須由膳食補充維他命D_3。

㈢ 維他命 B_1

維他命 B_1 是碳水化合物氧化過程中所需酶的輔酶，所以碳水化合物攝入越多，需要維他命 B_1 就越多。含維他命 B_1 豐富的食物有穀類、豆類、酵母乾果及硬果，動物心臟、肝、腎、腦、瘦豬肉及蛋類。蔬菜較水果含維他命 B_1 稍多，但不是供給維他命 B_1 的主要來源。穀類食物中，全粒穀物中穀胚、麥皮及雜糧中富含維他命 B_1。若機體維他命 B_1 不足，則輔羧酶的活力下降，使碳水化合物代謝發生障礙，並影響機體整個代謝過程，可以累及水鹽代謝，即使心臟機能正常也可發生水腫現象，嚴重時引起腳氣病。同時，神經組織的熱量供應受影響，也可發生多發性神經炎、肌肉疼痛和壓痛，並有針刺感、蟻走感，常伴有頭痛、健忘、精神不能集中、食欲減退等症狀，臨床上稱為乾性腳氣病。如果症狀主要表現為心血管方面，則心悸，全身衰弱，檢查發現右心室擴大，下肢浮腫或波及全身浮腫等則稱為濕性腳氣病。

㈣ 維他命 B_2

維他命 B_2 是機體中許多輔酶的組成部分。這些輔酶與特定蛋白質結合，形成黃素蛋白，黃素蛋白是組織呼吸過程中不可缺少的物質。若機體中維他命 B_2 不足則物質代謝紊亂，可表現多種臨床症狀。如口角炎、唇炎、舌炎、陰囊皮炎及脂漏性皮膚炎等。動物性食物含維他命 B_2 較高，又以肝、腎、心臟最多，奶類及蛋類含量也很多，綠葉蔬菜及豆類含量也較多。

㈤ 尼克酸（維他命B_3）

尼克酸（Niacin）以尼克酰胺的形成在體內構成輔酶I（COI）及輔酶II（COII），是組織中極其重要的遞氫體，爲電子轉移系統的起始傳遞者。尼克酸及其酰胺廣泛存在於動植物組織中，但多數含量較少，其中含量最豐富的爲酵母、花生、全穀、豆類及肉類，特別是肝臟。若人體缺乏尼克酸將引起癩皮病（pellagra），其典型症狀是皮炎（dermatitis）、腹瀉（diarrhea），及癡呆（dementia）即所謂三「D」症狀。發病初期有消化道症狀如食欲不振、消化不良、腹痛、腹瀉等；病程進展時，露表皮膚發紅、發癢，呈曬斑狀，甚至色素沉著，有脫屑現象，雙頰色素沉著；呈蝴蝶斑分佈，甚至發炎部位可因續發感染腐爛，神經系統可出現頭痛失眠、精神不集中，還有肌肉震顫、腱反射過敏或消失，嚴重者可表現精神失常。

㈥ 維他命B_6

維他命B_6在組織中經磷酸化爲磷酸砒哆醛，並作爲生物體內很多重要酶系統的輔酶。它參與生理過程有氨基酸的脫羧基作用、氨基轉移作用、色氨酸代謝、含硫氨基酸代謝，和不飽和脂肪酸代謝等。維他命B_6分佈在蛋黃、肉、魚、奶、全穀、白菜及豆類中含量較豐富，腸道細菌還可以合成一部分。一般某些需要量增加的情況下，如懷孕、受電離輻射和高溫下工作環境，則可能出現維他命B_6不足的可能。有人報告，缺乏維他命B_6時，表現出低血色素性貧血，用鐵劑治療無效，改用維他命B_6治療，可使血象恢復正常。用抗結核藥物異煙肼時出現末稍神經炎時，補充維他命B_6便可預防。

(七)維他命C

維他命C的主要生理作用是促進組織中膠原的形成。膠原是一種蛋白質，它能將細胞連接在一起，像水泥將磚石粘在一起一樣。當維他命C缺乏時，膠原等間質的合成就會發生障礙，使傷口不易癒合；由於毛細血管壁的脆性增加，容易在齒齦、皮下、肌肉和關節出血。兒童在長牙時期充足的維他命C可以使牙齒更堅硬。維他命C可以增強人體的抵抗力。動物試驗證明，維他命C能促進抗體的形成，提高白血球的呑噬能力。臨床上用大劑量維他命C防治感冒是有效的。維他命C有促進鈣和鐵吸收的作用，增加維他命C的攝入有預防缺鐵性貧血的功效。也可促進葉酸的利用，預防大細胞性貧血。維他命C參與組織細胞的氧化和還原反應，與體內多種物質代謝有關。充足的維他命C有促進生長發育，增強體力，減輕疲勞的作用。蔬菜中以辣椒含維他命C最多，各種綠葉菜都含有豐富維他命C，水果中以棗、山楂，含維他命C最多。各種柑橘維他命C含量也較多。酸棗、獼猴桃、黃豆芽、紅蘿蔔、白蘿蔔、胡蘿蔔、水蘿蔔等也都含較多的維他命C。

(八)維他命E

維他命E又稱生育醇。維他命E缺乏在動物試驗中可引起生殖系統的損害，可使生殖上皮發生不可逆的變性。但對人類的正常生殖動能的影響，尚無可信的證據。但可引起核酸代謝及膠原代謝的紊亂。維他命E的作用機理是作爲一個電子轉移系統的輔因數參與物質代謝。多數人認爲維他命E的作用機理是抗氧化作用；它與硒合作，保護多不飽和脂肪酸，使其不受氧化破壞，從而維持細胞膜的正常脂質結構和生理功能。

現代研究證明，維他命E具有：

1.延年益壽：實驗表明人類胚胎的肺細胞中加入維他命E可使繁殖分裂的傳代數從五十次增加超過一百二十次。另外，維他命E可使大白鼠的壽命延長百分之三十。再者，維他命E尚可減少惡性腫瘤的發生率。

2.抗氧化作用：在人的生命活動過程中，會不斷地產生一種稱爲「自由基」的物質，隨年齡老化，自由基增多。它是一種強氧化劑，極易破壞細胞膜的通透性，使其破裂而失去正常功能，引起疾病，加速衰老。此外，自由基能加速不飽和脂肪酸的氧化，分解產生過氧脂質增多，而形成脂褐質和脂褐素。脂褐質沉積於腦、心、肝等細胞內，並使其功能受到損害，而使人體逐漸衰老。由於維他命E具有抗氧化作用，是機體內最重要的抗氧化劑。因此，維他命E增強細胞消除自由基對機體的損害作用，防止不飽和脂肪酸的氧化，阻抑過氧化脂質和脂褐質的形成，維持細胞膜的正常功能，使心、肺、肝功能少受損害或不受損害，也有助於對抗老年斑的形成。

3.增強免疫功能：實驗表明缺乏維他命E可使巨噬細胞吞噬細菌的功能受到抑制，也可使脾組織殺菌力降低。補充維他命E可使實驗動物胸腺重量增加，脾臟合成抗體的細胞數目增多，以及血清溶菌酶活性增強。維他命E可增強溶酶體而消滅病毒。表明維他命E確有增強機體免疫系統功能和消滅入侵機體病毒的作用。

維他命E廣泛分佈於動植物食物中，富含維他命E的食物有麥胚油、向日葵油、麻油、玉米油、大豆油、棉籽油、棕櫚油、花生油、人造奶油。此外，在豆類、青菜和菠菜等綠色植物中也含有豐富的維他命E。

(九) 無機鹽與微量元素

1. 無機鹽生理意義

存在於人體的各種元素中，除碳、氫、氧和氮主要以有機化合物形成出現外，其餘各種元素，無論其含量多少，可統稱爲無機鹽。其中含量較多的有鈣、鎂、鉀、鈉、磷、硫、氯等七種元素，其他元素如鐵、銅、碘、鋅、硒、錳等，由於存在數量極少故稱爲微量元素（microelements）。

無機鹽在人體內的生理意義有：

(1)無機鹽是構成機體組織的重要材料，如鈣、磷、鎂是骨骼和牙齒的重要成分。磷、硫是構成組蛋白的成分。

(2)無機鹽與蛋白質協同，維持組織細胞的滲透壓，因而在體液移動，和儲留過程中起重要作用。

(3)酸性、鹼性無機離子的適當配合，加上碳酸鹽和蛋白質的緩衝作用，維持機體的酸鹼平衡。

(4)各種無機離子，特別是保持一定比例的鉀、鈉、鈣、鎂離子是維持神經肌肉興奮性和細胞通透性的必要條件。

(5)無機元素是維持機體某些具有特殊生理功能重要成分之一，如血紅蛋白和細胞色素酶系統中的鐵、甲狀腺激素中的碘和谷胱甘肽過氧化物酶中的硒。

(6)無機離子是很多酶系的啓動劑或組成部分，如鹽酸對於胃蛋白酶原、氯離子對於唾液澱粉酶、鎂離子對於氧化磷酸化的多種酶類。

由於新陳代謝，每天都有一定數量的無機鹽從各種途徑排出體外，因而需要通過膳食來補充。無機鹽在食物中分佈很廣，一般都能滿足機體的需要，但對於正在生長發育的兒童、青少年、孕婦和哺乳期婦女，鈣、鐵和碘的缺乏較爲常見。

2.鈣

鈣是人體骨骼和牙齒的主要成分，剩餘的百分之一的鈣以游離的或結合的離子態存在於軟組織、細胞外液和血液中，骨骼中的鈣與游離鈣維持著動態平衡，即：骨骼中的鈣不斷地從破骨細胞中釋出進入血液，而血液中的鈣又不斷地沉積於骨細胞中。這種鈣的更新，成年人每天約七百毫克。鈣的更新速率隨年齡增長而減慢，四十歲後，骨中的無機物質逐漸減少，骨質疏鬆就開始出現；其過程速度也因人而異，一般女性大於男性。體力活動可以延緩這種過程。

游離的鈣離子的濃度，是維持所有細胞正常生理狀態所必需，並與鎂、鉀、鈉等離子保持一定的比例，組織才能表現適當的感應性。例如，心臟的正常搏動，肌肉、神經正常興奮性的傳導和適宜感應性的維持，都必須有一定量鈣離子的存在。若血清鈣量下降，可使神經和肌肉興奮性增高，從而引起抽搐。反之，血清鈣量過高，則可抑制神經、肌肉的興奮性。此外，鈣還參與血凝過程，並對很多種酶有啓動作用。

缺鈣還有鮮爲人知的後果：

(1)免疫力下降——鈣質在人體血液和軟組織中起協助神經傳遞信息的作用。當病毒侵入人體時，可幫助神經系統迅速及時地傳遞信息，使細胞自動產生抗體抵禦病毒，使人體免受侵害。缺鈣可使人體免疫功能下降，導致某些疾病發生。

(2)過敏症——鈣可以幫助人體預防過敏。缺鈣有可能使某些信息的傳遞發生失誤，導致過度敏感反應，如過敏性皮炎或氣喘。

(3)血管炎和膠原病——缺鈣可使某些資訊傳遞受延誤，導致人體自我免疫功能和失靈或紊亂，如血管炎或膠原病。

(4)慢性風濕性關節炎——慢性風濕性關節炎的誘因很多，但共同之處在於人體免疫功能的下降，加之患者促進吸收鈣質的某些激素的分泌功能減弱，而影響免疫功能的恢復，從而引起惡性循環。

(5)骨質疏鬆症——缺鈣將導致骨組織中的鈣質無限制地向血液和細胞中釋出，直接造成骨質中鈣質不足，形成骨質疏鬆。骨質疏鬆釀成骨骼病變和骨折。處於更年期婦女，由於雌激素分泌的急劇降低，骨組織中的鈣就會幾乎不受阻擋地釋放出來，以維持體內鈣質分佈比例平衡，這就極易形成骨質疏鬆症。

(6)動脈硬化——中老年人缺鈣一方面會造成骨質疏鬆症，另一方面會使骨組織中的「壞鈣質」（膽固醇）大量釋放出並沉澱附著在血管壁上，加重血管硬化，影響血液循環。

(7)偏頭痛，又稱血管性頭痛——是由於頭部某一部分血管收縮造成血液循環不暢引起的。科學證明，鈣質有助於調節血管收縮和血液循環保持規律性運動。

(8)糖尿病──糖尿病是由於人體胰島素分泌不足引起的代謝障礙疾病。鈣質有助於分泌胰島素的β細胞的正常生成，促進胰島素的正常分泌。因此，鈣質對於糖尿病的治療有一定的輔助作用。

(9)思維遲鈍──人類的大腦神經細胞有一百四十億之多，它們主要是靠神經細胞上的突觸來相互有機聯絡的，由此產生記憶、聯想和思維。如果鈣質營養不足，將會導致細胞內外鈣離子濃度平衡發生改變，造成信息傳遞系統的遲鈍和阻礙，從而對智力發育產生負面影響。

(10)高血壓──高血壓與人們對食鹽的過量攝取有關，但最近科學證明鈣質有助於降低血壓。雖然它降壓作用是循序漸進的，但可以較放心地使用。

食物中鈣的來源以奶及乳製品最好，不但含量豐富，而且吸收率高，是嬰幼兒最理想的來源。蔬菜和豆類含鈣也較多，小蝦米皮含鈣特別豐富。

3. 磷

磷和鈣都是骨骼牙齒重要構成材料，磷又是構成組織細胞中很多重要成分的原料，如核酸、磷脂和某些輔酶等。磷還參與許多重要生理功能，如碳水化合物和脂肪的吸收和中間代謝都需要有磷酸化合物存在。三磷酸腺苷和磷酸肌酸中的磷具有儲存和轉移能量的作用。磷酸鹽從尿中排出的數量有助於機體酸鹼平衡的調節。

一般情況如果膳食中鈣和蛋白質含量充足，則所得到的磷也能滿足需要。

4. 鐵

鐵在機體中參與氧的轉運、交換和組織呼吸過程，如果鐵的攜氧能力被阻斷，或鐵的數量不足，對機體發生不同程度的影響，一般表現為缺鐵性或營養性貧血。鐵在機體內主要以血紅蛋白及肌紅蛋白及鐵蛋白形式存在。鐵蛋白儲備在肝臟、脾臟和骨髓的網狀內皮系統中。鐵在體內可被反覆利用，排出損失量很少，只要一般的膳食即能滿足身體對鐵的生理需要。婦女除平時鐵的經常性損失外，月經期間的損失增加，故供給量比男子也相應增多，孕婦和哺乳期供給量應相應增加。膳食中鐵的良好來源為動物性肝臟、蛋黃、豆類和某些蔬菜。對於六個月以上嬰兒，其體內原有鐵儲備已耗盡，而奶含鐵極低，應在此時開始補充含鐵豐富的食物，如肝臟、蛋黃及蔬菜。

5. 碘

碘的主要功能是參與甲狀腺素的構成，體內的碘大約有百分之二十儲存在甲狀腺內。食物和飲水中的碘離子被消化道吸收並運轉至血漿，一部分被甲狀腺上皮細胞攝取，經酶的作用與酪氨酸結合形成具有激素活性的三碘酪氨酸（T_3）或四碘酪氨酸（T_4），並與甲狀腺球蛋白結合而儲存，其釋放過程受腦下垂體前葉分泌的促甲狀腺激素加以調節控制。機體所需要的碘可從飲水、食物及食鹽中取得，如遠離海洋的內陸山區，其土壤和空氣中含碘較少，而水和食物中含碘量也不高，因此缺碘地區可能成為地方性甲狀腺腫高發區。

6. 鎂

鎂在體內參與骨骼和牙齒的組成，爲骨骼和牙齒的重要成分之一。鎂是細胞內陽離子，主要濃集於線粒體中，對很多酶系統的生物活性極爲重要。細胞外液的鎂含量雖較細胞內液低，但與鈣、鉀、鈉合作，共同維持肌肉神經的興奮性。此外鎂離子是維持心肌正常功能和結構所必需，動物試驗證明鎂缺乏時可引起心肌壞死，臨床上鎂對缺乏性心臟病有治療作用，鎂還能維持核酸結構的穩定。含鎂豐富的食物有小米、燕麥、大麥、豆類、小麥、肉類及動物內臟等，一般膳食中不會發生鎂缺乏，但長期慢性腹瀉病人引起鎂過量排出則可發生鎂缺乏症，表現爲抑鬱、肌軟弱及眩暈等，幼兒還可發生驚厥。

7. 其他微量元素

⑴**氟**：氟的生理功能主要是預防齲齒和老年性骨質疏鬆症。氟預防齲齒的機理是它能取代琺瑯質中一部分羥磷灰石的羥基，形成不易溶於酸的結晶，因而可增強對口腔微生物形成的酸的抵抗力，不易被侵蝕造成齲齒。氟過低不僅影響牙齒，也可影響骨骼，造成老年性骨質疏鬆症。人類攝入氟過多，可引起氟中毒（fluorosis）。牙齒琺瑯質的破壞，牙齒表面原有光滑消失，出現灰色斑點，稱爲斑牙症。氟的來源是飲水，每日膳食中所含的氟量很少，而自來水中含氟量足以供應人體的需要量，又不致引起中毒。

(2)**鋅**：人體內的鋅主要存在於骨骼和皮膚（包括頭髮）中，血液中的鋅主要分佈在紅細胞中。鋅是很多金屬酶的組成成分或酶的啓動劑，現在研究鋅與ＲＮＡ、ＤＮＡ和蛋白質的生物合成有密切聯繫。鋅能協助葡萄糖在細胞膜上運轉，每一分子胰島素中有兩個鋅原子，因此鋅又與胰島素活性有關。鋅，能更新老化的細胞，Duchafcan報告，口服硫酸鋅能有效改善老年人的免疫能力，對心臟和腦動脈硬化等老年性疾病有較好的臨床療效。義大利國家衰老研究中心的法布里斯博士動物試驗，低劑量的鋅可使動物胸腺功能恢復百分之八十，而胸腺素可刺激Ｔ細胞產生男性激素。普拉斯德博士證明每天服三十毫克葡萄糖酸鋅六個月後，免疫功能提高百分之四十，同時也發現鋅能抗擊自由基，提示有明顯地抗衰老作用。國內學者證明，鋅與鐵有爭奪硫醇的作用，一旦鐵與硫醇結合，可發揮強大的催化自由基反應。從這一角度說，鋅具有抗衰老作用。

人體缺鋅的表現爲生長停滯、性幼稚型、自發性味覺減退和創傷癒口不良等。鋅的食物來源，有動物性食物如牛、羊、豬肉、魚類及海產品，豆類及小麥也含有鋅，但穀類經碾磨後其損耗甚多。

(3)**硒**：硒是一種強抗氧化劑，硒抗氧化比維他命Ｅ高五百倍，在動物體內可減少維他命Ｅ的消耗量。動物實驗硒是一種生理必需微量元素，不能由其他具有類似功能的營養素（如維他命Ｅ）來代替。我國克山病流行地區，發現兒童頭髮與全血中硒含量顯著低於非流行地區，並發現血中谷胱甘肽過氧化物酶活力下降。用亞硒酸鈉預防克山病收到良好效果。硒的生理功能主要是以谷胱甘肽過氧化物酶形式發揮抗氧化作用，以保護細胞膜。維他命Ｅ

也有強有力的抗氧化作用，但二者發揮作用的階段不相同——維他命E主要是阻止不飽和脂肪酸被氧化成水合過氧化物，而谷胱甘肽過氧化酶則是將產生的水合過氧化物迅速分解成醇和水，兩個系統可互相補充共同完成保護細胞膜的作用。

硒可以使人延年益壽，保護生命的活力。起初，有人發現血液中的硒含量隨年齡增長而逐漸降低，這個現象似乎說明衰老與體內低硒有關。又有人發現百歲以上老人的血中硒含量，竟比一般健康人高出三倍之多，可見衰老是與體內低硒有關。

近來荷蘭的醫生對已經出現衰老表現的人補充硒，結果發現：補充硒一組病人中的血硒、尿硒、血漿a一生育酚、谷胱甘肽過氧化物酶均有明顯升高，而抑鬱、焦慮、疲勞和自顧能力，對周圍環境的觀察力及機敏程度等都有明顯改善；而給予安慰劑對照組病人則無改變。說明硒是谷胱甘肽過氧化物酶的主要成分，這種酶能保護細胞生物膜不被氧化損害，而衰老正與細胞成分的這種氧化損害過程有關。當體內缺硒時，這種酶的活性降低，細胞膜的氧化損害加劇，從而導致或加速了衰老過程。在補充了硒以後，這種酶的活性升高，從而對抗了衰老過程。芬蘭學者給老年人服用硒及維他命E合劑，一年後，其心理健康十幾項指針較對照組顯著改善，還可防止致癌物與生物大分子結合傷害。通過免疫系統消除體內突變了或惡變的異常細胞，從而預防癌腫的發生和發展。布魯塞爾大學研究人員發現硒能提高機體的免疫力，給老年人口服硒一月後血硒含量增加一培，使免疫水平提高百分之七十九。

食物中含硒豐富的食物有海產品、魚類及動物肝、腎等內臟，肉類、蛋類含量較高，而穀類、麵粉、水果、蔬菜中含硒量較低。

四、抗氧化物之研究

在人體衰老學說中有一種氧自由基學說，即：人體內不斷產生具有氧化作用的化學物質，這些物質可以損害組織器官功能，使人體逐漸衰老。這類具有氧化作用的物質稱之爲自由基。能夠與自由基產生化學反應，而使自由基失去氧化作用的物質稱之爲抗氧化物（Antioxidants）。

一九五六年，美國科學家哈爾曼（D. Harman）提出衰老的自由基學說，明確提出：自由基積累的毒害作用是衰老的原因。一九六九年，麥科德（J.M.MCcord）和哈爾曼又發現了清除自由基的超氧化歧化酶（ＳＯＤ）。此後，進行了大量研究，證實人體正常有氧代謝，如線粒體氧化酶磷酸化、黃嘌呤氧化酶參與的氧化反應等，可以產生大量的過氧化氫、超氧化陰離子（$-O_2$）、羥自由基（-OH）等。這些自由基要由體內產生的ＳＯＤ，谷胱甘肽過氧化酶（GSHPX）和谷胱甘肽（GSH）等進行對抗，以ＳＯＤ爲代表的這些物質本能地清除自由基。假若自由基過多，ＳＯＤ相對減少，雖然調動隨食物攝入的抗氧化維生素如維生素Ｅ、維生素Ｃ、β-胡蘿蔔素等協同作戰，仍不能清除自由基時，衰老現象隨之出現。而且過多的自由基存在，還可以導致很多疾病的發生。自由基可直接損害血管內壁及肺泡上皮細胞，改變肺泡微血管膜的結構而使通透性增高，促使肺水腫的發生。現已證實患者心肌疾病、心肌梗死、腫瘤、白內障、高血壓、關節炎等疾病者，其ＳＯＤ下降，不僅對疾病產生不良影響，還可加速衰老。

人體內廣泛存在自身代謝過程中產生的超氧化歧化酶，能夠特異性清除衰老因子——超氧自由基（$-O_2$）的抗氧化酶，這種抗氧化酶（ＳＯＤ）與自由基之間保持平衡狀態。按美國巴爾的摩老年醫學研究中心Karlerler報告發現哺乳動物中超氧化歧化酶的含量與壽命之間呈明顯相關關係。近年來，根據中國河南醫科大學及安徽中醫學院研究證實，ＳＯＤ基本隨年齡增長而下降，使人衰老的過氧化脂質（ＬＰＯ）上升。人在青少年時期，體內ＳＯＤ含量高，氧自由基不斷被ＳＯＤ清除，從而使ＬＰＯ保持在低水平。人到中年以後，隨著年齡的增長，體內所產生的ＳＯＤ不斷下降，氧自由基不能被有效地清除，致使ＬＰＯ不斷升高，導致老化和細胞死亡。

近半個世紀以來，以清除自由基過氧化作用而達到抗衰老效果的多種抗氧化劑應運而生。隨著年齡逐漸增大，機體產生抗氧化劑和抗氧化酶的能力逐漸下降，削弱了對自由基損害的防禦能力，加速了生物體的衰老變化。具有抗氧化作用的藥物和食物可減少自由基對機體的損傷，對延緩衰老和防治老年病具有重要意義。

抗氧化劑包括：⑴抗氧化西藥：超氧化物歧化酶、過氧化氫酶、谷胱甘肽過氧化物酶、維生素Ｃ、維生素Ｅ、胡蘿蔔素、硒等物是自由基的良好清除劑。⑵抗氧化中藥：具有強壯滋補作用的中藥，如何首烏、人參、靈芝、枸杞子、菟絲子、黃精、山萸肉、澤瀉、肉桂、當歸、丹參、補骨脂、酸棗仁、五味子等都具有較好的清除自由基的作用。⑶抗氧化食物：大量新鮮蔬菜、水果、綠豆、豆類及海藻等都含有豐富的維生素C或維生素E及類胡蘿蔔素等抗氧化劑。

超氧化物歧化酶（ＳＯＤ）廣泛存在於動植物體中，是一種生物大分子，相對分子質量爲三萬兩千，很難順利地通過細胞膜，在生物體內半衰期約爲六分鐘，而且只存在於血液中。因爲無論何種動物都是昂貴的，很難製成抗衰老製劑而應用於人類，從而促使人們從水果蔬菜和中藥中去提取ＳＯＤ。

以下介紹幾種富含ＳＯＤ的中藥：

㈠銀杏

銀杏，又稱白果、白果樹、公孫樹、飛蛾葉、鴨腳子。其樹可稱爲長壽樹，因爲它在地球上已生存了一億五千萬年，樹齡可達數千年。它生命之強、繁殖之旺，居一切植物之首。我國山東莒縣浮來山定林寺有一棵銀杏樹，係商代所植，至今已有三千多年的歷史，俗稱「老壽星」。一九六○年代，西德最早對銀杏葉的成分進行研究，法國專門成立了銀杏研究所，南朝鮮已製成保健品上市，美國銀杏葉已成爲最熱門的抗衰老物質，中國銀杏葉膠囊長期脫銷，早已列爲自費藥。現在，銀杏已是世界最熱、最暢銷的藥品。

銀杏仁、皮、葉均可入藥。據國外報導，在秋季採葉含黃酮類最高，約占百分之五點九一，還含雙黃酮類化合物白果葉素，萜類主要是倍半萜（白果內脂Ａ）。還含有鐵、銅、錳、鋅、鈣等。在九、十月份葉子尚未黃時採收，微量元素含量最高。白果有毒，可引起死亡。生吃七至十五枚可引起中毒，內含有氫氰酸（毒物），煮熟或炒熟毒性減低。按《中華人民共和國藥典》規定：以消炒（在熱鍋內文火炒至焦黃，斷面色加深）法製熟，用量一日爲四點一五至九克。美國生產的Ginkgo24營養補品，銀杏葉溶液占百分之二十四，含Ginkgo biloba（ＧＢ—提取液）淬取濃度是五十比一，膠囊或藥片的劑量是六十毫克，銀杏的藥效是短暫的，只維持幾個小時，可以一日四次服。

銀杏葉具抗氧化作用，也就是抗自由基的作用。美國報導，銀杏抗氧化劑（AnTioxidant）主要是含有類黃酮，能保護身體免受自由基及不穩定分子（使人衰老的因子）的破壞。（J. Pincemail）等發現，銀杏葉提取液（GB）在試管中是較強的自由基清除劑，有直接清除超氧離子（使人衰老物）的作用。提示GB對各種老年疾病——癡呆、衰老、自身免疫、腫瘤、護膚美容均有作用。其抗自由基作用比維生素E還高。法國巴斯德學會認爲，銀杏提取液重要功效是被自由基破壞的細胞，能得到重新恢復細胞膜的完整，當然就起到抗衰老作用了。

銀杏中的黃酮類、雙黃酮類化合物，有擴張血管的作用，能改善血液循環，故而能防治冠心病、心血管疾病、心絞痛、心肌梗死，動脈硬化等。據漢默爾（R. Hemmer）報導，GB口服液或注射液可使帕金森病患者腦血流增加，改善腦營養，降低腦血管阻力；並實驗證明，GB能幫助血液順利通過最細小和狹窄的血管，使大腦心臟和四肢的組織中缺氧部分獲得營養，進而促進記憶力的恢復。荷蘭和德國醫生對腦血管供血不足引起的心不在焉、糊塗、乏力、疲勞、憂鬱、焦慮、頭暈、耳鳴等症狀應用GB後獲得明顯的改善。法國對十八名平均六十九歲的老年人進行實驗服用GB三百二十毫克，結果一小時後，大腦處理信息的速度幾乎提高了一倍。

(二)油柑

油柑又叫余甘果、橄欖、庵摩勒果，係大戟科葉下珠屬落葉喬木或灌木，其性喜陽光，怕霜凍，盛產於熱帶的印度、巴西、斯里蘭卡、馬來西亞、菲律賓和我國南方各省。

《本草綱目》中詳細記載了庵摩勒（庵摩勒迦果）——余甘果的性狀，主治：「久服輕身，延年長生。」準確地肯定余甘果是長生不老藥。近代科研證實，余甘果含有豐富的SOD、維生素C及維生素E，引起世界各國的重視，目前已引種到南非、肯尼亞、古巴、美國、澳大利亞等國，我國已列入《中華人民共和國藥典》（一九九〇版）。余甘果還含有維生素PP、維生素B_1、維B_2、β-胡蘿蔔素及十九種氨基酸外，另有許多微量元素，鈣、磷、鉀、鐵、鋅、硒、有機鍺等，其抗自由基過氧化脂質的作用，已被公認爲抗衰老物質。

超氧化物歧化酶（ＳＯＤ）是一種重要的超氧化陰離子自由基的清除劑（超氧陰離子自由基破壞細胞，毒性很大，能致人於死地）。ＳＯＤ是一種酶，能催化超氧化陰離子自由基（$-O_2^-$）歧化作用，使其成爲分子氧和過氧化氫，而減少自由基對人體的損害。

$$\xrightarrow[\text{催化}]{\text{SOD}} O_2^- + 2H^+ \qquad H_2O_2 + O_2$$

超氧化物歧化酶（ＳＯＤ）具有抗老年斑的形成之作用。所謂老年斑是由過氧化物形成的脂褐素的堆積，沉積在人體各組織中，如腦組織、肝臟、腎上腺，肉眼看到的是皮膚上的褐色斑塊，尤其是面部、手背等露表部位分佈的「壽斑」。皮膚沒有色素斑不等於體內無脂褐素沉積，因爲表現在皮膚上的只占百分之二十七。

脂褐素沉積在腦組織細胞中，可占居細胞質空間的百分之六十，表現爲腦功能不全、記憶力與智力衰退與老年癡呆等。脂褐素的形成，有人研究其脂類約占百分之五十，蛋白質占百分之三十，抗水解有色物質占百分之二十。在脂類中百分之七十五爲磷脂。脂類是細胞生物膜的主要成分，是不飽和脂肪酸，也是機體內合成磷脂的基礎物質。自由基超量時可致不飽和脂肪酸氧化成過氧化物。過氧化物分解時產生醛基，特別是丙烯醛，體外實驗證明它與蛋白質、磷脂或核酸交聯，終形成不溶性的脂褐素。這類過氧化物的聚積，在細胞內可破壞線粒體而使細胞衰老、癌變或死亡。

油柑果汁還具有抗癌作用，是因爲能阻斷體內N-亞硝基化合物（強致癌物質）的合成，其效果高於同等量的維生素C。

油柑果還能提高CD_4免疫細胞。這是美國科學家闡明愛滋病與CD_4的減少有關。健康人CD_4細胞計數超過CD_8細胞，其比率約一點五比一。愛滋病毒一旦侵入人體，病毒使這一比率逐漸朝相反方向轉變，即CD_4細胞計數越來越少，與此相反，CD_8細胞增多，致使患者病情加劇，終因免疫功能衰竭而死亡。現今實驗證明，口服油柑果汁三個月後CD_4細胞計數水平明顯提高，能提高免疫能力，抵抗疾病發生，延長壽命。

(三)胡蘿蔔素

胡蘿蔔，號稱「小人參」、「金參」，其營養價值以α-胡蘿蔔素、β-胡蘿蔔素及維生素A的前體含量高而著稱，以抗衰老、抗癌而聞名。

胡蘿蔔每一百克含胡蘿蔔素四百毫克，其顏色越紅，含量越高。胡蘿蔔素並不僅在胡蘿蔔中含有，幾乎所有食品都含有胡蘿蔔素，但以水果蔬菜爲多，如辣椒、芒果、橘子、芥蘭、西蘭花、青豆中均存在。但是，果蔬中所含的胡蘿蔔素具有維生素A的活性，可在人體內變成維生素A，因此胡蘿蔔素又稱維生素A原。胡蘿蔔中富含的胡蘿蔔類物質，以β-胡蘿蔔素所占比例量大，也最爲重要。從理論上講，一個分子的β-胡蘿蔔素，在人體內可轉變成兩個分子的維生素

A，被吸收利用。

維生素A對保護視力、預防眼疾（如夜盲症）、維持人體上皮組織的健康、促進兒童的生長發育、增強機體抗病能力、對抗自由基，及抗衰老等均有重要作用。

胡蘿蔔素是抗氧化劑（抗自由基），與維生素C、維生素E稱爲抗衰老「三劍客」，三者合用抗衰效果更好，能擊退和清除衰老物質（自由基、脂褐素、老年斑），美國哈佛大學對八萬七千名護士進行實驗以抗自由基防心血管病爲例，三者合用，發病率下降了百分之五十。

胡蘿蔔素能抗擊癌細胞的增殖。美國報導，在三個癌細胞培養基內，一個加入α-胡蘿蔔素，另一個加入β-胡蘿蔔素，第三個未加任何物品對照。結果：高含量α-胡蘿蔔素阻止了癌細胞的增殖，等量的β-胡蘿蔔素抑制癌細胞的增殖，不加任何物質的癌細胞猖獗地增殖。據《癌症研究》（Cancer Research）載：一組老鼠喂β-胡蘿蔔素，第二組喂α-胡蘿蔔素，結果餵α-胡蘿蔔素的老鼠腫癌發生率減少了百分之七十，證明比β-胡蘿蔔素抗癌效果還好。

胡蘿蔔素預防心血管病。哈佛大學進行實驗表明，堅持六年以上隔天服用β-胡蘿蔔素五十毫克，比不服者發生心肌梗死、中風等致命性心臟病的機會減少一半。

胡蘿蔔素可提高免疫力。據亞利桑那大學一項實驗證實，每天服β-胡蘿蔔素三時至六十毫克的人，具有免疫能力的T細胞增多。塔夫特斯大學邁丹尼博士發現，隔天服五十毫克胡蘿蔔素，免疫T細胞也顯著增加。

日常攝取胡蘿蔔素，以食生蔬菜、水果爲佳，因爲煮熟的過程中胡蘿蔔素損失大半，最好生食，若要抗衰老則須堅持每天服食，求得確切功效。

富含胡蘿蔔素的食物有胡蘿蔔、番茄、生萵苣、菠菜、南瓜、甘藍、西葫蘆、鮮杏、芒果、芥菜、西瓜、青豆、苜蓿、芹菜、西蘭花、紅辣椒等。

㈣富含超氧化物歧化酶的中藥

SOD廣泛存在於植物性藥材中，現已報導的有刺梨、山楂、黑木耳、銀耳、大蒜、金絲棗、砂仁、肉桂、山茱萸、花粉、沙棘、枸杞子、獼猴桃、山藥、香菇、絞股藍、人參、黨參、丹參、黃芪、三七、首烏、五味子、刺五加、肉蓯蓉、淫羊藿、靈芝、當歸、甘草、巴戟天、益智仁、陳皮、熟地、石菖蒲、杜仲、鹿茸、菟絲子、蛇床子、補骨脂、茯苓、珍珠、覆盆子、玉竹、紅景天、大花羅布麻、地黃、海馬、海狗腎、鎖陽、黃精、仙茅等，均具有抗自由基過氧化脂質的作用，單用及合用都具有提高SOD的活性的作用，已是目前公認的抗衰老物質。

含SOD的抗衰老藥物，一般具有的作用：⑴抗應激作用——如三七、黃芪、花粉具有明顯抗炎、鎮痛、鎮靜的作用，絞股藍可延長小鼠游泳時間和爬杆時間，增強小鼠耐缺氧的能力，保護肝臟促進DNA合成的能力。⑵對中樞神經系統的影響——如人參、杜仲、鹿茸、刺五加、龜齡集等具有雙向調管作用。山楂具有明顯抑制小鼠腦內單胺氧化酶B隨年齡增加的升高，人參、絞股藍具有增加記憶力的功能。⑶對內分泌物的調節——如人參、五味子、巴戟天能提高老年血漿皮質醇的含量，淫羊霍、蛇床子能提高性激素水平。⑷對免疫功能的影響——如人參、刺五加、黃芪、黨參、靈芝等能增強單核巨噬細胞的呑噬能力，促進T細胞數量的增加和抗體的生成，增加免疫功能。⑸抗自由基作用，如山藥、山楂、山茱萸等均具有消除自由基和提高SOD活性的作用。

(五)人參

人參是舉世矚目的珍貴藥物。中國的人參成分之複雜、療效之多、功能之廣，引起世界關注，現已成爲世界抗衰老藥物之冠。

《本草綱目》認爲人參爲補元氣之藥，《神農本草經》列爲上品，稱其功能爲「補五臟，安精神……明目開心益智，久服輕身延年。」《本草彙言》說：「人參補氣生血，助精神之藥也。……驚悸怔忡，健忘恍惚。」意思是能改善大腦功能，增加記憶力。

人參近代研究結果：其成分根含人參皂甙百分之零點四，地上部分含黃酮類化合物稱人參黃甙，還有人參倍半萜烯（揮發油），胡蘿蔔固醇、麥芽醇、維生素等。

人參皂甙可提高超氧化物歧化酶（SOD）的活性。吉林中醫藥研究院用人參葉皂甙餵小鼠試驗十五天，按七十毫克／千克體重，結果發現體內紅細胞SOD活性明顯增高，可延緩衰老。國外報導，人參可以促進淋巴細胞體外有絲分裂，延長人羊膜細胞生存期，進而延長壽命。人參（可能是所含麥芽醇）有抗擊氧化物（自由基）作用，可減少增齡色素及脂褐素（老年斑樣物質）在細胞內的堆積，從而減少人體衰老物質（脂褐素），達到延長壽命的作用。

人參提取物，可以增強免疫功能。實驗證實，小劑量可使人體網狀內皮細胞吞噬作用（抗病能力）增強，抗擊癌細胞的生長，增加機體對各種有害因素的防禦能力，提高機體的適應性，促進正常功能的恢復，調整大腦皮質功能紊亂，可致老人記憶力減退得到改善，防治冠心病及心血管病，進而延長人體壽命。

(六)黃芪

黃芪又叫綿芪，爲豆科黃芪屬植物，藥用其根，中醫爲補氣之藥，經檢驗其根含β-穀固醇、亞油酸及亞麻酸、皀甙等。

現代研究證實，黃芪對免疫功能有促進作用。經實驗證明，具有顯著地增強網狀內皮系統的吞噬功能，能促進健康人淋巴細胞轉化的功能，明顯提高人體白細胞誘生干擾素的功能。服黃芪可使小鼠血漿環磷酸腺苷（CAMP）水平提高，使動物白細胞及多核白細胞明顯增加。

中國醫學科學院報導了黃芪對人胚肺二倍體細胞生長的影響，證明黃芪能減緩人胚二倍代細胞自然衰老過程，使細胞壽命達九十八代，對照組爲六十一至六十六代，延長壽命的三分之一。

黃芪可以提高機體超氧化物歧化酶（ＳＯＤ），增強抗氧化劑的能力，降低血清脂褐素含量，進而具有抗衰老作用。百分之三十黃芪液給小鼠飲服十五天，進行學習記憶試驗，結果服黃芪組正確反應（記憶能力）百分率爲百分之八十一點二五，對照組只有百分之六十二點五顯示能增樣強記憶功能。

(七)大蒜

大蒜，數千年以前，巴比倫人已知其功效了。在古埃及，統治者爲修築金字塔的民工，及打仗的士兵，規定每天必食大蒜以增強體質。二十世紀，德國人將大蒜用於治療高血壓病。中國流行病學調查，有生吃大蒜習慣的人胃癌患病率低於非生吃大蒜地區。

十九世紀，巴斯德發現大蒜具有抗菌活性後，一九四四年上瓦里托（C.Cavallito）用乙醇，提煉出蒜辣素。我國於分離出大蒜新素。

大蒜鱗莖含揮發油約百分之二，油中主要爲大蒜辣素，是一種植物殺菌素。新鮮大蒜中無大蒜辣素而有一種大蒜氨基酸，經大蒜酶分解後才產生大蒜辣素及兩個二硫化丙烯基。大蒜全植株含有蒜制菌素。

大蒜能防治細菌性痢疾是人所共知的，但它的抗癌作用近來才找到可靠證據。山東進行流行病學調查發現，蒼山縣居民習慣以大蒜助餐下飯，其胃癌發病率僅爲非產蒜區棲霞縣居民的十二分之一；江蘇邳縣居民有吃大蒜習慣，其食道癌發病率則爲附近縣的六分之一。

一九五七年，美國科學家提取蒜素，注射給接種了癌細胞的荷蘭鼠的機體內，結果沒有一隻鼠患癌症，證明蒜素能阻止癌的發生。一九五八年，前蘇聯醫生給患有唇癌前期白斑的一百九十四名病人採用大蒜治療，使一百八十四名患者迅速痊癒。後來，日本兩位科學家研製出一種癌症疫苗（疫苗中含有一些與新鮮大蒜提取物液接觸過的癌細胞），將這種疫苗注入到荷蘭鼠體內，隨後又給這些鼠注入上百萬的癌細胞，結果百分之百健康，沒有一隻鼠患癌症。近年，山東醫科大學和北京醫科大學聯合進行大蒜阻斷亞硝胺（致癌物質）合成的研究獲得成功，證明大蒜能從多方面阻斷亞硝胺（致癌物質）的合成，既能直接阻斷亞硝胺的化學合成，又能阻斷細菌、黴菌對亞硝胺合成的促進作用。

大蒜不僅能抑制亞硝胺而有防癌作用，它還能直接殺死與大蒜接觸的胃癌細胞，顯然加強了抗癌作用。

大蒜提取液可增加吞噬細胞的數目及Ｔ細胞的免疫功能。大蒜能提高ＳＯＤ的活性、抗自由基而起抗衰老作用。最近發現，大蒜含ＳＯＤ，能抗衰、美容、祛斑。據《世界科技譯報》報導，大蒜是返老還童藥。

聯合國科學、教育及文化組織曾向人們推薦一種強身益壽食品「返老還童液」，其功能能極大地改善新陳代謝，增強機體防病免疫能力，使血管變得富有彈性，達到預防心絞痛、心肌梗死、血管硬化、中風癱瘓和各種癌症的目的。

(八)維生素C、E

維生素C又叫抗壞血酸。一九二八年，（聖喬其A.Szent-Gyorgyi）從橘子、捲心菜和腎上腺中分離出了「六聚體糖醛酸」即抗壞血酸，而獲得諾貝爾獎。

抗壞血酸的抗衰老作用是因爲它在電子供體時，能供給一個電子就成爲半脫氫抗壞血酸自由基（AFR）了，再給一個電子就成爲脫氫抗壞血酸了。由於抗壞血酸這種特性，故可作爲抗自由基清除劑：

抗壞血酸+→O_2^-+H^++　H_2O_2+AFR

抗壞血酸+→OH　H_2O+AFR

抗壞血酸+R→　RH+AFR

抗壞血酸作爲自由基清除劑抗氧化時，必須用多足量（二克／日以上）。因爲，抗壞血酸使Fe^{3+}還原爲Fe^{2+}，Fe^{2+}與H_2O_2反應產生羥自由基，從而導致脂質過氧化。布希爾（Bucher）認爲在這種機制中必須有Fe^{3+}／Fe^{2+}複合物的存在，且Fe^{3+}／Fe^{2+}的比率等於一時，致脂質過氧化作用最大，但當抗壞血酸濃度足以使所有Fe^{3+}還原成Fe^{2+}，抗壞血酸又能抑制脂質過氧化。所以維生素C仍爲一種抗氧化劑。

維生素C有解毒作用，而且能促進抗體產生，具有免疫作用。抗體分子中含有相當數量的二硫鍵（-S-S），這些二硫鍵都是由二個半胱氨酸組成的，所以合成抗體必須有半胱氨酸。我們每天攝入的蛋白質中含有大量胱氨酸，這就必須將胱氨酸還原爲增胱氨酸才能與抗體（免疫球蛋白）相合成，而體內高濃度的維生素C可以將胱氨酸還原成半胱氨酸，使體內半胱氨酸含量增高以利於免疫球蛋白的合成。此外，在還原過程中，維生素C被氧化成爲脫氫抗壞血酸，此脫氫抗壞血酸又可能使新合成的免疫球蛋白肽鏈上的巰基（-SH）成爲二硫鍵（-S-S），而促進免疫球蛋白（抗體）的形成。

維生素C能降脂及防治動脈粥樣硬化，對冠心病也有一定作用。尤其值得一提的是，維生素C能有效地阻滯致癌物質——亞硝胺在體內的合成，使其含量下降，有防治癌的作用。

維生素E具有抗氧化作用，能阻滯不飽和脂肪酸的過氧化反應，減少過氧化脂質的生成，也有保護生物膜的作用（自由基破壞生物膜），進食不飽和脂肪酸時，生成過氧化物過多，對生物膜的破壞作用增強，需要較多的維生素E來發揮其保護作用。

達克（Dacker）報告，在培養人胚肺成纖維細胞的培養基中添加維生素E，細胞可持續分裂到一百一十次以上，而未加維生素E的培養基中，同一批細胞只能分裂到六十五次。（Balackell）用小鼠實驗，在飼料中加入百分之零點二五維生素E，也能使小鼠的平均壽命延長並使腫瘤發生率減少。研究還發現，因年齡增加，組織中維生素E呈進行性下降，致使脂肪的過氧化作用不斷增強，生物膜損傷加重。此時，子宮內膜及子宮肌萎縮、肌肉萎縮變性、脂褐素沉積、肝實質萎縮變性，也就是衰老表現。

維生素E是一種世界公認的抗氧化劑，其作用主要是保護生物膜內多元不飽和脂肪酸免受氧化及限制體內的自由基反應，同時還保護了細胞內過氧化氫酶，維持谷胱甘肽過氧化物酶的活性。維生素E還能通過抑制脂肪氧化酶活性和不飽和脂肪酸的合成，使脂類過氧化物生成減少，防治和減少脂褐素（老年斑）的形成。維生素E能促進細胞分裂（分裂次數越多，壽命越長），延遲細胞衰老的功能。

研究人類營養的英國專家安娜・沃克（Anna Walker）說：「毫無疑問，我們日常主食中存在的問題是缺乏抗氧化劑。如果我們能夠糾正這一點，僅人們增加對水果和蔬菜的攝入，達到每天五次，那麼，慢性病可能會大大減少。」

第三章 養生與肥胖

中國古代唐朝美女楊貴妃以體態豐腴、細皮嫩肉爲美，老百姓則形容體重增加叫做「心寬體胖」、「發福」，小孩叫「胖墩」，稱老年人爲「福態」等，意味著健康富足涵義。中國改革開放以來，人民生活水平不斷改善，絕大多數人已達到溫飽水平，不少人已經十分富裕。目前我國肥胖人口已突破七千萬，肥胖檢出率已經超過百分之十，城市成人體重超標者已達百分之四十，城市中小學生肥胖兒的比例也已超過百分之二十，接近或達到某些發達國家的水平。

從現代醫學的研究，營養失衡、營養過剩而致肥胖並不是什麼「福」。肥胖對人體的健康的危害是有目共睹的，肥胖者身體笨重，活動不便，越胖越懶，越懶越胖，造成不只生理上問題，而且造成心理上的障礙，尤以對少年兒童的影響爲嚴重。國內南京市報告，對小學部分肥胖兒童的學習成績和智力水平調查，發現：肥胖兒童的總智商（包括語言智商和操作智商之和）低於普通兒童。操作智商的高低反映了兒童視覺、知覺、接受能力以及掌握要點能力的優劣。肥胖可能影響上述方面的能力外，還影響認識事物的能力、辨別能力以及動手能力等方面均低於普通兒童，他們學習成績也相對較差。其造成的眞正原因尚不十分清楚，可能由於肥胖導致呼吸困難，血液粘稠度增高及紅細胞攜氧能力下降，腦細胞出現不同程度缺氧，造成患兒嗜睡、記憶力下降、對外界刺激反應遲鈍，進而影響智力發育有關。其次肥胖兒童行動笨拙，容易產生自卑、抑鬱心理，在集體活動中往往處於不利的弱勢，得到行爲鍛鍊機會相對較少，也使得智力發育不如普通兒童充分。

肥胖最大的危害是帶來很多疾病，威脅健康，甚至造成早亡。如高血壓、糖尿病、血脂異常症、冠心病、腦血栓、心力衰竭、惡性腫瘤（如乳腺癌、卵巢癌、大腸癌和前列腺癌），這些疾病都是人類健康的主要殺手。

肥胖還會引起病死率提高。美國統計證實：如果標準死亡率爲百分之百，超重百分之二十五者死亡率百分之一百二十八，超重百分之三十五至四十者死亡率爲百分之一百五十一。肥胖已成爲現代社會的文明病，與愛滋病、吸毒、酗酒並列爲世界性四大醫學社會問題。

人的一生有三個階段特別容易發胖：第一個階段是幼兒期——這個時期主要長的是脂肪細胞個數，一旦長成，其數量則終身不變。第二個階段是青春期——這個階段脂肪細胞是既長個數又長體積。第三個容易長膘的是中年期及老年期——長的主要是脂肪細胞的體積，而其數目不大變化。相對來說，減肥比較容易，但是這個年齡段的人生活比較富足，活動量小，其熱量消耗少，所以如不痛下決心，一旦胖起來就難以瘦下去。

最容易發胖的四種人：(1)運動員或喜愛運動的人——一旦停止運動一段時間，而飲食習慣及食量卻沒有隨之改變，造成體內熱量過剩，就會迅速發胖。(2)中年人極易發胖——其原因主要是熱量消耗減少，新陳代謝速度降低，日常活動少。(3)婦女分娩後增胖速度最快——產後由於胃口好，又經常面對食物，再加上活動量小，如果不節制進食，便會很快發胖。(4)經常飲酒的人也容易發胖——酒有一定的熱能，飲酒多就容易發胖，有的人喝啤酒太多而形成「啤酒肚」就是這個道理。

一、怎樣來衡量一個人是不是肥胖呢？

正常人體內脂肪的含量因年齡和性別的不同而不同：在新生兒，體脂約占體重的百分之十；青少年男性，體脂約爲體重的百分之十，青少年女性的體脂則占體重的百分之十五左右；成年男性的體脂約爲體重的百分之十五，而女性則爲體重的百分之二十二左右。隨著年齡增長，體脂含量逐漸增加，但不管什麼年齡，女性的體脂含量均高於男性，如果男性的體脂超過體重的百分之二十五，女性的體脂超過體重的百分之三十，就應該算爲肥胖了。

目前常用的肥胖衡量的指標是體重，一個人只要沒有水腫，他或她的體重就能反映其肥胖程度。標準體重可通過下列公式推算：

男性體重標準值（公斤）＝〔身高（公分）－100〕×0.9

女性體重標準值（公斤）＝〔身高（公分）－105〕×0.92

實測體重在上述標準値＋－百分之五以內屬正常體重，超過百分之十爲超重，超過百分之二十爲肥胖，低於百分之十爲減重，低於百分之二十爲消瘦，在＋－百分之五至十範圍爲偏高或偏低。

肥胖的衡量標準另外有體脂測定法，以體質指數計算：體質指數（ＢＭＩ）＝體重（千克）／身高（公尺）平方。根據中國自己的資料，中國成人體質指數在二十至二十四數爲適宜，超過二十四算超重，超過二十八算肥胖。

根據肥胖的形狀可分爲蘋果形和梨形兩種：蘋果形肥胖者狀似蘋果，細胳膊、細腿、大肚子，又稱腹部型肥胖、向心型肥胖、男性型肥胖、內臟型肥胖，這種人脂肪主要沉積在腹部的皮下以及腹腔內；梨形肥胖者脂肪主要沉積在臀部以及大腿部，上半身不胖下半身胖。由於蘋果型肥胖患者的脂肪包圍在心臟、肝臟、胰臟等重要器官周圍，所以患冠心病、脂肪肝和糖尿病的危險性要比梨型肥胖大得多。

如何鑑別蘋果型肥胖或梨型肥胖？常用方法是側量腰圍和腰臀比（腰圍與臀圍的比值）來決定，因爲腰圍是反映脂肪總量和脂肪分佈的綜合指標。世界衛生組織推薦的測量方法是：被測者直立，雙腳分開三十公分，體重均勻分配，將皮尺放在第十二肋下緣與髂脊上緣連線中點水平位置測量。男性腰圍大於九十公分（二尺七寸），女性腰圍大於八十公分（二尺四寸），應視爲蘋果型肥胖；而腰臀比男性超過零點九，女性超過零點八五者，應考慮爲蘋果型肥胖。

醫學界已把肥胖所經常伴有的高血壓、血脂異常症、糖尿病、冠心病、腦卒中稱爲「死亡五重奏」，進入二十一世紀威脅人類健康與生命安全的頭號殺手。在美國統計資料顯示，每年有三十萬人因肥胖發生併發症而死亡，僅次於吸菸，占可預防的致死原因中的第二位。

有人會問：「爲什麼會發生肥胖？怎樣發生肥胖的？」目前醫學界對肥胖的發生機制尙不十分清楚。但是，發胖肯定是吃得過多，超過身體的消耗而造成的。任何因素，只要使能量攝入多於能量消耗，都有可能引起肥胖。

肥胖是有遺傳因素的，一家三代，「代代胖」的現象，屢見不鮮。有人發現：父母有一方肥胖的，子女肥胖的可能性有三分之一；父母雙方均爲肥胖的，子女肥胖的發生率就上升爲百分之五十至六十。有人研究了自幼寄養在別人家的孩子，結果發現他們的肥胖與養父母是否肥胖沒有太大的關係，而是和親生父母的肥胖程度關係密切。瑞典人調查了在不同環境下長大的孿生子，發現他們依然容易同時發胖，證明了肥胖確實有遺傳傾向。

遺傳是通過遺傳基因來進行的，科學家經過大量研究，已經在動物身上找到了「肥胖基因」，它可以在脂肪細胞裡合成瘦素，用來調節食欲，控制脂肪的留去。如果在動物身上破壞了這個肥胖基因，就會使老鼠變得肥頭大耳。但在人類的肥胖者中還沒有發現肥胖基因有異常，然而發現絕大部分肥胖者都有瘦素的水平增高，一些重度肥胖者的瘦素結構還有改變，所以推測肥胖者的瘦素受體對瘦素不起反應，存在著瘦素抵抗，從而造成進食過多，引起肥胖。目前有人對其他與肥胖有關的基因還在研究之中，預計今後有進一步突破。

肥胖與遺傳密切相關之外，還與環境因素，如熱量攝取過多、飲食習慣不良、體力活動過少等等相關。人們大吃大喝，食入過量肥甘厚味食物，吃進的熱量大大超過身體所消耗的，結果造成肥胖。即使吃的熱量一樣，飲食習慣不良的吃得快的人容易發胖。正常人吃進食物後，經過消化吸收，使血糖和血脂升高，升高的血糖和血脂就會給下丘腦攝食中樞發信號：「夠了，別吃了！」人就產生了飽感，結果人就「適可而止」了。如果吃得快，身體還來不及消化吸收，也來不及給攝食中樞發信號，就都全吃進胃裡去了，那怎能不肥胖！運動過少也是造成肥胖的原因。運動時需要消耗熱量，熱量的主要來源於食物中的脂肪和糖。脂肪進入人體後，轉變爲游離脂肪酸和甘油三酯儲存於脂肪細胞內。食物中的糖如果過剩，在進入人體後也可轉變成脂肪蓄積。當肌肉運動需要大量的能源時，這些能源就靠脂肪和糖的「燃燒」來供給。運動時，肌肉組織對脂肪酸和葡萄糖的利用大大增加，多餘的糖只能用來供能，而無法轉變爲脂肪而貯存。同時，隨能量消耗的增多，貯存的脂肪組織被「動員」起來燃燒供能，體內的脂肪細胞縮小而減少了脂肪的形成和蓄積。如果運動過少，糖的過剩，脂肪蓄積，日積月累，脂肪比例增加，體重增加，肥胖也就形成。

二、如何進行科學減肥？

(一)飲食控制，合理營養干預肥胖。

1. 減少熱量供應，迫使體內脂肪氧化。低熱量飲食包括：

(1)蔬菜——沒有比蔬菜更好的減肥食物了。如：韭菜能增強胃腸蠕動，有通便功能，能排除腸道中過多的營養，包括多餘的脂肪；冬瓜能分解過剩的脂肪，有通便作用；胡蘿蔔富含果膠酸鈣，促使血液膽固醇水平降低；海帶富含牛黃酸、食物纖維藻酸，可降低「不良的」血脂及膽汁中的膽固醇；豆製品含豐富的不飽和脂肪酸，能分解體內的膽固醇，促進脂肪代謝；黃瓜有助於抑制各種食物中的碳水化合物在體內轉化爲脂肪；白蘿蔔能促進新陳化謝避免脂肪在皮下堆積；綠豆芽產熱量少，不易形成脂肪，而堆積於皮下；芹菜、甘藍、青椒、山楂、鮮棗、柑橘以及紫菜、螺旋藻等均具有良好的作用。

(2)乳脂品——無脂牛奶或低脂牛奶、酸奶。

(3)飲料——多飲無糖飲料和白開水，少喝或不喝含酒精的飲料。

(4)肉魚——魚和海產品是最佳選擇；裡脊是牛、豬、羊肉中最瘦的肉。

(5)蛋——用水煮蛋代替油煎蛋，用蛋清代替全蛋等。

2.高蛋白、低脂肪、節制碳水化合物，三者各占總熱量的比例約分別爲百分之十五至二十、百分之二十至二十五和百分之五十五至六十。

3.維生素、礦物質、微量元素和膳食纖維供應充裕，以維持正常代謝，保持營養平衡。粗糧、穀類、豆類、蔬菜和菌藻類營養豐富，並含有多種膳食纖維。其中果膠、木質素、海藻多糖等與膽鹽有極強的結合力，使膽酸排除量增加，血與肝中膽固醇含量顯著降低。藻膠、果膠、魔芋，對降低餐後血糖亦有良好作用。膳食纖維吸水量多，易產生飽脹感而減少食量，刺激腸蠕動以促使排便，減少毒素吸收而有助防癌。

4.適量飲水，少吃鹽，限酒，戒菸。飲水不足可使機體脫水，使肥胖者排汗功能紊亂，引起口渴、頭痛、乏力、尿液濃縮、腎排毒不暢、膽汁濃縮淤積導致肝膽結石。足量的水分，有助於稀釋血液，擴張血管，改善血流灌注，防止中老年肥胖者心腦血管疾病發作。酒精含熱量高，肥胖者不適宜。食鹽限量，以免誘發高血壓，限食嘌呤含量較多的食物以減少尿酸生成，防止痛風。

5.食物多樣，科學調配，合理烹製，化解熱能。

6.進餐規律，定時定量，細嚼慢嚥，不吃零食，「早餐吃飽，午餐吃好，晚餐吃少」，以上皆爲減肥原則。

(二)適當運動，有氧代謝，科學減肥。

體育運動減肥是最理想的減肥方法，不僅減掉了體內多餘脂肪，更重要的是可有效地增強體質。許多胖人覺得天天上班，動得不少了；有人洗衣、買菜、做飯，覺得活動量也夠了，天天活動就是不掉「肉」。其實，動是動了，不講科學地運動，當然效果不好。又有人認爲，鍛鍊時只要出一身汗，就可減肥了。人出汗後，體重是會減輕一些，是由於體內失水造成的，一旦水分補足後，體重又會恢復。科學減肥是提倡有氧代謝運動。

有氧代謝運動是指以增強人體吸入、輸送以及使用氧氣能力爲目的的耐久性運動。在整個運動過程中，人體吸入的氧氣大體與需求相等，即達到平衡。它的特點是強度低，有節奏，不中斷，持續時間較長，此類運動如步行、跑步、游泳、騎自行車、打太極拳、跳繩、跳健身操等。運動強度可用心率來表示，減肥最適心率（生理強度）可用以下公式推算：

最適心率（次／分鐘）＝（二百二十－年齡數－安靜時心率）×百分之五十至六十＋安靜時心率。

比如某人五十歲，安靜時心率爲八十次／分，那麼其減肥運動時心率以一百二十五次／分至一百三十四次／分為宜。一般每次鍛鍊以繼續二十至六十分鐘為宜，每週鍛鍊只少五次。

有人在減肥研究中發現，早餐前鍛鍊，消耗的熱能三分之二來自脂肪；而下午跑步，消耗的熱能大部分是糖。因此，認為早晨鍛鍊的減肥效果最理想。一般說來，飯後鍛鍊越延後越有利減肥。

人體在減肥鍛鍊時，消耗的是全身的熱能，而不是身體某一部位的脂肪。有人誤以為仰臥起坐、收腹舉腿練習，可使腹圍減小。其實，想要消去腹部贅肉，只有從事全身大肌肉群參加的運動鍛鍊，再適當做些腹肌練習，才是上策。

有氧代謝可減少體內多餘的脂肪。有氧代謝運動加上適當飲食控制才是最有效、最科學的減肥方法，能有效地除去體內多餘的脂肪，而不至於損失肌肉成分。零點四五四千克（一磅）脂肪等於三百五十五千卡熱量。如果每天增加兩次快走散步（每分鐘一百二十公尺）每次二十分鐘，那麼兩星期就可以減掉零點五千克脂肪。一年可減十二千克純脂肪，而且這種運動並不是非常劇烈或強度很大的，重要的是持之以恆。

㈢ 安全藥物輔助

當飲食、運動等療法沒有達到理想的減肥效果時，適當服用一些減肥藥還是有幫助的。減肥藥的作用效果至少有三種：

1. 食欲抑制劑：降低食欲，少吃減肥。食欲抑制劑大多數是通過兒茶酚胺或者5-羥色胺等中樞神經介質，調節下丘腦攝食及飽感中樞，而發揮減肥作用的。

2. 吸收抑制劑：讓人吃得進去卻吸收不了。如消膽胺，可以結合膽汁酸抑制甘油三酯的消化，從而減少脂肪的吸收。還有一些藥物可以阻斷胰腺脂肪酶的作用，減少脂肪在腸道的水解，同時可以減少脂肪的消化和吸收。

3.代謝促進劑：增強代謝促進消耗。目前有雙胍類降糖藥，腎上腺素能類藥物、神經肽（如瘦素和膽囊收縮素等）以及糖酸等。此外，一些人工合成的甜味劑，如阿斯巴甜，既可解饞，又不增加熱量的攝入，這樣就可減少吃糖的機會，起到間接減肥作用。應該強調的是，減肥的關鍵是飲食控制和體育鍛鍊，任何藥物都可能有副作用，都要花錢，都只能作爲飲食和運動療法的補充。

這裡應該特別強調的是肥胖者必要時吃減肥藥，一定要在醫生指導下服藥；因爲醫生會幫助你判斷你是否肥胖，肥胖的程度如何以及什麼是引起肥胖的因素。如果確卻屬肥胖，醫生會對你的健康情況進行檢查和評估，按照肥胖的成因來對症治療。如果是繼發性疾病引起的肥胖，首先應對繼發性疾病進行治療。如果是單純性肥胖，則會對肥胖的具體情況，對飲食和生活方式進行科學指導，並幫助你選擇作用好、副作用小的減肥藥物，制定科學、可行的減肥目標。若肥胖伴隨有高血壓、血脂異常症，高血糖等疾病，則應進行相應的治療。

(四) 世界風靡減肥新法

減肥方法五花八門，如氣功、針灸、按摩、手術吸脂，食療、熱浴、辣椒等，在這繁多的方法中，並非都屬良方。目前新的方法仍在不斷產生中，效果較好的有以下幾種，但是否適合於我國肥胖者應用，仍有待進一步觀察和研究。

1.鹽療減肥法：鹽療減肥是近期國外時興起來的——沖澡時先用粗鹽擦遍全身，然後加以按摩後，再將身體置於水溫攝氏三十二至三十八的浴缸中約二十分鐘，讓血液循環加快。據說，此法對減少腹部脂肪特別有效。一個月可減輕二公斤多。鹽有一定滲透性，可滲入皮膚內，將毛孔內多餘水分，脂肪「抽」出，所以對治療減肥、脫髮（主要是頭皮脂肪多）等有一定療效，還可清除疲勞，降低血壓的作用。

2.坐立不安減肥法：國外研究人員發現，坐立不安是有效消耗熱能的重要方法。美國健康研究所的科學家指出，在室內做足趾拍地、手指敲打桌面，以及其他神經質行爲而坐立不安者要比一般人多消耗數倍的熱能。目前這項研究已逐漸被人們認識和掌握，許多肥胖者一有空就不停地扭動腰肢，搖擺軀體，看電視時手腳不停地折騰自己。實踐證明，其減肥效果頗佳。

3.用腦減肥法：國外有位生理學家研究指出，哪怕是最簡單的腦力勞動，都可能消耗大量的熱能。平時大腦所消耗熱能約占身體總消耗熱能的百分之十八，腦力勞動強度越大，消耗熱能就越多。用腦減肥法就是讓減肥者多動腦子，如讀書看報、繪畫繡花、練習書法、從事創作、演算數學、學習技術、攻讀外語、鑽研學問等。每天讓大腦緊張運轉，而不是飽食終日無所用心。用腦減肥不僅利於還肥胖者以苗條體型，還能使腦子越用越靈，能有效地防止腦早衰。

4.花粉減肥法：流行於美國的一種減肥方式，服用花粉製劑不僅能使疲勞的身體恢復氣力和精力，還可使肥胖的體重減輕，它的優點是無任何副作用。

5.石蠟減肥法：把液體石蠟塗抹全身，使患者大量流汗的減肥方法。石蠟溫度處於攝氏四十二左右，塗抹到身上後，石蠟慢慢硬化，將身體罩在已準備好的透明塑膠中，打開紅外線燈，照射全身，在封閉狀態下保持一定溫度，使人不斷出汗。此法還能護膚。有心臟病、高血壓、糖尿病患者不宜用此法。

6.飲水減肥法：飲水減肥法要求每日飲用涼開水二千毫升左右。研究證實，人體假如減少水分的攝入，脂肪就會逐漸沉積；反之，脂肪的貯存就會減少。人體內水分不足，肝腎功能就會受到影響，肝臟負擔過重，會使脂肪代謝減慢，脂肪堆積，身體發胖。

7.蔬菜減肥法：蔬菜所含的纖維素、特殊營養成分和水分對減輕人類體重、減少脂肪的堆積都極有好處。蔬菜中的纖維素在腸道中停留時間短於其他食品，可以干擾營養物質的過分吸收，減少脂肪堆積。纖維素本身產熱量極低，可降低熱量的貯存。蔬菜中含有的許多物質都能促進脂肪的分解，使體內的脂肪消耗。有利於減肥的蔬菜有芹菜、白菜、菠菜、韭菜、白蘿蔔、黃瓜、大蔥、南瓜、冬瓜、豆芽菜等。

8.泥巴減肥法：此法流行於德國。德國巴伐利亞有種「酸性白土」，其方法是把白土曬乾研磨成粉，加入雞蛋、橄欖油與蜂蜜，調勻成漿。把粉漿塗於熱浴後的身上，或塗白土後再用塑膠布包裹身體，最好輔以按摩和桑拿洗浴，效果更好。

9.水療減肥法：現已從國外流行到國內，一些女明星更趨之若鶩。其過程是聽著「心靈音樂」，聞著花香精，享受按摩與水柱沖擊，讓自己完全地放鬆，促進新陳代謝。這種方法對平日壓力大的肥胖者最有效。最讓人滿意的是使人能在半睡半醒中減肥瘦身，保持苗條身材。

10.軍訓減肥法：在韓國光華島上，有一種非常恐怖的軍訓減肥訓練營，在這裡你可以看到全身泥濘，匍匐前進的女性，她們受到海軍陸戰隊的魔鬼式操練，以達到減肥的目的。

第四章 養生與中年

人的生長發育到二十五歲已進入高峰期。從三十歲起開始出現衰老，腦的重量開始減輕，皮膚彈性逐漸減少，出現皺紋，肺出現老化，心臟心肌增厚。四十至五十歲逐漸變成遠視眼，機體抵抗力下降，具有抗癌細胞功能的淋巴細胞顯著減少，其他免疫細胞功能變弱，體內使人衰老的自由基增加，使人長壽的超氧化物歧化酶減少，心臟開始衰老。五十至五十五歲時，多數女性月經停止，失去生育能力，胰腺的胰原酶和胰島素分泌量減少。五十五至六十歲老化現象加劇，腦細胞功能退化，說話囉嗦。六十至七十歲老化速度變慢。七十歲以後聽力遲鈍，視覺退經，脂褐斑快速出現臉上、手背，皮膚鬆弛，色素沉著加深，牙齦萎縮，毛髮脫落。我國不少學者提出人應從三十五歲開始預防衰老的觀點。如同機器，從開始時注意保養，使用時間就會延長。

一九九一年，世界衛生組織將人生時期重新劃分為：四十四歲以下為青年人，四十五至五十九歲為中年人，六十至七十四歲為年輕老年人，七十五至八十九為老年人，九十歲以上為長壽老人。按我國通常說法是「四十歲左右為中年」。

中年人是社會的中堅、家庭的支柱，其工作任務重、家庭經濟負擔重、精神壓力大，常常要擔負培育子女、贍養父母的義務。隨著緩慢的生理變化，也會驀然感到「力不從心」或「身心交瘁」、「積勞成疾」。因此，人到中年比起青年時代更需要注意養生與保健，注意機體的各種微小變化，防患於未然，以延緩衰老進程。

中年又是一個「危機四伏」的時期，經常看到報導一些中年科學家、文藝工作者突然死亡的消息。據國家體委科研人員對二十二所大學院校及科研究人員一萬多名中高級知識分子的體檢調查和二萬多名中高級知識分子近期死亡原因的統計，其平均壽命比全國人均壽命短約十年，其中百分之三十一點四八死於四十五至五十歲，百分之二十五點八四死於五十至六十歲。導致中高級知識分子過早死亡的兩大原因疾病是惡性腫瘤和心血管疾病，分別占死亡原因的百分之五十三點八七和百分之二十點一七。近來上海報導一組病理解剖資料，一百六十例猝死者中三十至五十九歲的中青年人竟有一百二十三例，占百分之七十六點九，睡眠時猝死的五十例，中年人占百分之八十，可見中年猝死發生率之高。中年知識分子早逝的重要原因之一，是超負荷運轉。來自社會、家庭、經濟及工作上的種種壓力，形成心理上的巨大負荷，他們自認爲年富力強，就忽視了必要的休息，使機體和精神長期處於緊張狀態。許多心身疾病如心腦血管疾病、腫瘤等常發生中年時期。其次，長期勞累和精神上的緊張，是導致冠心病和高血壓的主要因素。有一些人體檢時發現自己有病，但因病不重，或工作太忙，就帶病堅持工作，而忽視了必要的治療和休息。更甚者有，因工作或生活不順心以菸酒來解愁，對身體帶來更大的危害。「猝死」雖然發生在猝然之間，令人猝不及防，實際上，「猝死」也是由量度到質變的發展過程。只要能及早發現隱患，及時治療，合理安排工作和休息，戒除不良生活習慣，保持心理上的健康之養生法，是完全可以防患於未然的。

中年是生命過程中的一個轉捩點，人體各種生理機能處於由盛轉衰的「多事之秋」。由於現代生活節奏及情緒因素勢必損害身心健康，因此如何注重養生、保健，十分重要。其方法：

1.節制飲食：做到定時定量，以清淡爲宜，儘量少吃濃濁肥膩食物，建立科學合理的生活規律。

2.戒菸少酒：吸菸有害健康。戒菸可使血液裡含氧量趨於正常，心臟病發作機會減少，支氣管抗感染能力增強。飲酒應有度，超量有害。

3.房事有度：適度合理的性生活有益於人的身體健康，縱欲可致身體虛弱、疾病發生、早衰短壽。

4.防治失眠：中年人每天睡眠時間應有七至八小時爲宜，如經常失眠應找出原因並進行必要的防治。

5.補腎壯腰：人到中年，機體各臟器功能逐漸下降，尤以腎氣衰弱爲明顯，如牙齒鬆動脫落，頭髮蒼白稀少，夜尿增多，應適當選食補腎食品以防衰抗老。

6.保護視力：四十歲後，視力退化，有必要配一副合適的眼鏡，矯正老花眼。

7.忌怒：「怒」是人體七情中最強烈的一種壞情緒。怒時體內各種激素大增，導致血管痙攣，血壓升高，心率增快。耗氧量增加可誘發心絞痛、心肌梗塞、腦血管破裂等。古人云：「怒不可遏。」是說怒只能疏洩不可遏制壓抑。

8.寡欲：包括私欲與色欲。人生活在社會上，由於精神和物質的需要，不可能沒有欲望和追求，如果超越了本身客觀條件就變成一種奢望，最終因失望憂思成疾。對於色欲，歷代養生學家認爲寡欲以養精。寡欲並非禁欲，以適度爲止。

9.少坐：古人云：「久坐傷肉。」尤其是知識分子，整日端坐伏案，上下班以車代步，日久則絡脈瘀滯，氣血不暢，致使肢體萎軟，脈管痙攣，出現功能障礙，影響健康，中年人要多參加體育鍛鍊，按摩肢體，活動關節，以免「未老先衰」。

10.按摩小腹：每晚臨睡前，右手放在丹田部位，順時針與逆時針各按摩若干次，有助消化、健胃。

11.散步：堅持每天散步，有助消化，還可增加大腦中的供氧。散步時間可靈活掌握。

12.閉目收心：在工作、學習疲倦時，閉上眼睛，舌尖頂著上顎，寧心靜坐，排除雜念，使大腦充分休息，放鬆身體，消除疲勞，以恢復精神和腦力，可防止早衰。

13.梳頭養生：北宋大文豪蘇東坡年過花甲仍然精力充沛，文思如泉湧而不亂，重要原因是他能堅持腳掌按摩和梳頭養生。頭部穴位得到按摩和刺激，可起平肝息風、開竅寧神、疏通經絡、調和氣血、促進血液循環的作用。

14.搓腳心養生：腳掌被稱爲人的「第二心臟」，腳掌上有經絡和穴位，與大腦全身臟器相連。經常按摩，可使腳部溫暖、活腎經內氣，日久有益精補腎之功效。

15.強壯心臟：經常按壓手心的勞宮穴，有強心作用。

16.多吃核酸食物：如蔬菜、水果、蘑菇、木耳等食物，有利於修復損傷的基因，防止心腦血管病和提高免疫力，預防細胞癌變。

17. 調整情緒：憂煩、暴躁都會使精力損毀，傷及元氣。精神好、情緒愉快會使人年輕。

18. 生命不「透支」：生命不斷「透支」帶來腦力及體力的緊張疲憊，容易造成人體各臟器功能紊亂，嚴重者可致早衰。

19. 培養業餘好與興趣：如讀書、攝影、游泳、散步、旅行、下棋、繪畫、烹飪、體育運動等，以轉移情緒，沖淡生活中不悅之事，化解心中鬱悶的積累，保持身體與精神的舒暢，會帶給人身體健康。

20. 留意危險信號：注意你的腰圍，寧可多睡，不可多吃。一旦發現患有的眼、頭痛、消化不良、疲倦等症狀時，應立即找醫生檢查，做到防患於未然。

第五章

養生與日常生活保健

一、養生與精神心理保健

隨著人們物質生活水平的不斷提高和精神文明生活的日益豐富，健康與長壽已經成爲舉世矚目的重要問題。對於健康的概念，世界衛生組織定義爲：「是身體上、精神上和社會福利上的完美狀態，而不僅僅是沒有疾病和虛弱現象。」因此，要成爲一個眞正的健康者，不僅要軀體無病，而且還要精神愉快、心理健康。世界衛生組織認爲，健康長壽的社會因素占百分之十，醫療條件占百分之八，氣候因素占百分之七，遺傳因素占百分之十五，百分之六十取決於自己的心理狀態及生活方式。即知足、性格平和、情緒樂觀、常打扮、多用腦、無性壓抑、社交廣泛、寬容厚待等精神面貌者長壽。

進入二十一世紀，隨著全球化知識經濟時代的到來，人類進入到情緒負重的非常時代，精神因素影響人體健康將越來越顯得複雜。有研究證明，現有百分之五十至八十的疾病與精神因素有關。有學者統計，因情緒不好而致病者占百分之七十四至七十六。美國某醫院對就診病人統計，發現百分之六十五病人的疾病與社會環境有關。

爲什麼心理因素對身體健康有這麼大影響呢？這應從大腦的作用來看。人的各種心理現象都是客觀事物在大腦中的反映。大腦是人體的高級神經中樞，對身體的一切機能活動起著支配或者調節的作用。現代醫學研究證明，情緒的劇然波動，會打亂大腦功能的正常發揮，使得身體內部環境失調，引起許多疾病。國外學者胡夫蘭德在《人生延壽》一書中指示：「一切對人不利的影響中，最能使人短命夭亡的就要算是不好的情緒和惡劣的心境，如憂慮、頹喪、懼怕、貪欲、怯懦、妒忌和憎恨等。」巴甫洛夫也指出：「一切頑固、沉重的憂鬱和焦慮足以給各種疾病大開方便之門。」有人調查發現，在遭遇強烈刺激、感情急劇波動後，在短時間死亡的一百七十例中，百分之五十九死於個人不幸與巨大損失消息傳來之後；百分之三十四死於面臨危險或威脅的處境；百分之七死於暴喜之時。古籍《岳飛傳》中記載：牛皋因打了勝仗而興奮過度，大笑三聲，氣不得續，當即倒地身亡。精神的不良刺激，從心理學角度講，會引起整個心理活動失去平衡狀態，從而引起組織器官在生理功能上出現一系列的變化，可誘發內分泌功能失調，降低免疫能力，爲腫瘤的發生提供了內在的條件。儘管引起癌症的原因很多，近來大量的科學實驗證實，不良的心理社會刺激因素是一種強烈的促癌劑。這點已被動物實驗證實。現代心身醫學實驗證實，不良的心理因素，過度緊張刺激、憂鬱悲傷可以通過類固醇作用使胸腺退化，造成免疫性T淋巴細胞成熟障礙，抑制免疫功能，誘發癌症。

日常生活中的精神狀態對心血管機能的影響十分明顯，如情緒激動時出現心動過速、害羞時面部血管擴張等。臨床觀察，心絞痛往往在情緒激動時發生。是由於在情緒激動或緊張時，神經系統處於高度興奮狀態，血液中兒茶酚胺的含量增加，引起血管收縮、血壓升高，增加心肌耗氧量，而突然發作心絞痛，嚴重者可誘發急性心肌梗塞。憤怒、焦慮，可引起消化道糜爛、潰瘍、出血。情志太過導致神經系統的嚴重失調而出現各種神經官能症，嚴重者可致精神錯亂、行爲失常。所謂的反應性精神病大都是由強烈、突然或持久的精神因素所引起的一種精神障礙。同樣，過度緊張、長期焦慮等精神負擔是誘發甲狀腺機能亢進的重要因素。

現代社會競爭意識的日益強烈，不盡如人意的事情往往與人結伴而行。心理矛盾、心理打擊是難以避免的。一旦思想認識不清，或鑽牛角尖，就會造成心理不平衡，從而導致心因性疾病的發生。

人到老年，不僅由於新陳代謝的衰退引起肢體的逐漸衰老，而且在心理狀態、精神活動及個性特徵上也會產生相應的變化。所以，這個時期的人容易發生軀體疾病和精神疾病。

(一) 促發心理障礙的誘因

促發老年人產生精神不佳、心情抑鬱以及神經系統疾病的誘因有哪些?

1.是對退休後在社會生活中的位置變化不適應。不少老年人在退休前擔負著一定的社會職務，一旦退休，自己在社會生活中的位置由「不可缺少」變爲「無足輕重」，從火熱的勞動和創造財富的生活轉變爲平淡、消耗財富的生活，極易產生「老而無用」、「活得沒意思」的思想情緒，會有愁悶、自卑、不願意同人接觸、自我孤立起來。

2.是對生活節律的變化不適應。一些老年人在退休前都將工作或生產作為自己生活的主要內容。每天做的、想的、說的、接觸的都離不開自己的社會工作，長期形成了習慣；如今，卻突然離開了這個中心內容，變為以休息為主，活動範圍以家庭為主了，一時很難適應，所做的事情多原家務性質，缺乏責任性和任務性，便會產生無所事事、無可奈何、孤寂無聊的憂鬱反應。

3.是不少老年人對生活中的意外打擊缺少足夠的精神準備。老年人在退休後，往往會遇到一些自己頗感意外的事件，如喪偶、重病、親朋好友的生離死別、子女遠離的獨立生活，並由此帶來的大家庭解體，均會造成心理上的損害，嚴重者，可使感情一蹶不振，甚至精神崩潰。

4.是一些老年人對子女的不孝順、家人的厭棄等過分傷心、憤怒，極易造成精神抑鬱或精神失常，尤其是在患病之時而產生絕望感。

5.是隨著大腦的老化，思維的靈敏度降低，言語的準確性下降，越到高年，越是如此。一些老年人的性情變異是各種各樣的，有的變得心胸狹窄，十分小氣；有的宛如兒童，俗稱「老頑童」；有的變得十分固執，俗稱「老頑固」，更為常見的是性格變得特別急躁等等。

(二) 什麼是心理健康的標準？

人類之所以具有高級心理活動，是因為有一個精細微妙的大腦。人腦與其他動物腦子的區別在於溝回更多，其總面積可達二千二百平方公分。人類的腦回和腦溝是進化的產物，腦的溝回越多，腦的面積就越大、越聰明。鯨魚和大象的腦組織重量雖然超過了人腦，但其溝回卻遠不如人類多，所以根本無法和人類的智慧相比。人的大腦功能是有分工的，例如：額葉和人的精神活動、行為有關；頂葉和辨別事物的空間位置，區別左、右側等有關；顳葉是記憶中樞，聽覺、嗅覺中樞；枕葉是視覺的「最高司令部」；中央前回和中央後回分別掌管人體的運動和感覺中樞。此外，左右半球功能上也有分工的不同，如在學習功能上，左半球主管數理化，右半球則司音樂、舞蹈和美術等。

人類心理健康的標準應包括以下幾個方面：

1. 認識正常：認識正常是指對客觀事物的認識、辨別和處置都能正確對待。認識應包括觀察、感知、思維、理解和記憶的全過程。認識正常的人其觀察力也應正常。
2. 情緒穩定：能保持良好的心理和心境，熱愛自己的事業，搞好自己的工作；對生活有濃厚的興趣，心胸開闊，性格開朗，情緒樂觀；對社會環境有較強的適應能力，能正確對待和處理各種心理矛盾和社會矛盾。
3. 意志正常：一個意志堅強的人，做事會有明確的目的性、果斷性、自制性和堅韌性。遇到勝利不驕傲自滿，遇到困難和挫折不氣餒、不低頭，振作精神去戰勝困難。
4. 心理與行為和諧：心理健康的人，其內心的認識和情感與外界的言行是一致的。
5. 人際關係良好：心理健康的人善於交往，能和多數人建立良好的人際關係，朋友多，與人談得來，交往隨和，不孤獨。

世界心理衛生聯合會提出的心理健康標誌是：(1)身體、智力、情緒十分協調。(2)適應環境，人際關係中彼此謙讓。(3)有幸福感。(4)在學習和工作中，能充分發揮自己的能力，過著有效率的生活。

㈢影響生理健康的因素

人的精神狀態的好壞與多種因素有關，諸如社會因素、自然環境因素及自身疾病等。

1.社會因素：人不僅是生物人，而且是社會人，是有思想、有感情的活生生的人，是從事勞動、過著社會生活的人。社會因素可以影響人的心理，而人的心理變化又能影響健康。男女之間的婚戀糾葛、家庭生活不協調或家庭成員的生離死別等精神創傷，均可引起強烈的情志變化。社會動亂、流亡生活、饑饉災荒等都會造成人們精神的異常變化，因此，每個人的社會環境不同，思想狀態也不同。講心理健康不能離開良好的社會環境、高尚的社會道德，這些都是精神健康的基礎。

2.自然環境因素：生存環境對人的精神狀態的影響也是重要的。一個清潔、優美的環境可使人情緒愉快，精神煥發；相反，不良的、污穢的、嘈雜混亂的環境會使人心緒惡劣，甚至精神異常。其中噪音和重金屬污染，則屬於影響人們情緒和行爲的最有害的環境因素。另外，氣候變化對人的情緒發生明顯的影響，如風和日麗或陽光明媚之時，人就會感到心情舒暢，充滿生機；而陰雨連綿之時，人就會覺得憂鬱，悶悶不樂。還有月亮圓缺，以及顏色、氣味、聲音、食物等不同環境均可引起精神狀態的變化。

3.自身疾病因素：《黃帝內經素問・陰陽應象大論》說：心「在志爲喜」，脾「在志爲思」，肺「在志爲悲」，腎「在志爲恐」。可見，人的情志是由內臟產生的，內臟的病變可導致精神異常的變化。

內臟的病變，具體表現在五臟虛實上：「肝氣虛則恐，實則怒。」「心氣虛則悲，實則笑不休。」這裡的「虛」是指五臟精氣不足，「實」指邪氣有餘。導致五臟精氣不足的原因很多，如年老體衰、久病與房勞、情志傷臟等。而五臟精虧必然精神不振，甚至情志失常，其表現的症狀如健忘、癡呆、神志恍惚、氣厥昏倒、語無倫次，或躁妄打罵。

(四)精神心理衛生保健養生的方法：

1.宜靜不宜躁：中醫學認爲：「靜則神藏，躁則消亡。」清代養生家曹庭棟著《老老恆言・燕後》裡說：「養靜爲攝生首務。」但他反對道家虛無縹緲之絕對的「靜」。他說：「心不可無作用，非必如槁木，如死灰，方爲養生之道。」主張神宜相對的靜，認爲神不用不動固屬於靜，而用之不過、專一不雜、動而不妄動同樣具有靜的意義。古代一些著名養生家都極爲主張「靜神」，即靜以養神。清靜，指精神情志保持淡泊寧靜的狀態，神氣清淨而無雜念可使眞氣內存，心神平安。現代生理學研究證實，人在入靜後，生命活動中樞的大腦又回復到兒童時代的大腦電波狀態，也就是人的衰老生化指標得到了「逆轉」。經測定，高水準的氣功師的腦電波與一般人有明顯的不同。氣功中有一種叫「靜功」，是以靜神和調息爲目的的鍛鍊方法，可促進神氣入靜，調理精神狀態。另一種方法叫「閉目養神」，此法可起清醒頭腦，緩和焦慮，促進食欲，提高工作效益——此法有如充電。有人研究，打盹小睡後能增加解答數學難題的能力，也能增進人的表現力。

2.宜調不宜耗：主要是指人對自己的意識思維活動及心理狀態進行自我鍛鍊，自我調節，使之與機體、環境保持協調平衡而不紊亂的能力。精神耗散，可使血氣損耗，從而產生衰老。《壽世青編・養心說》裡指出：「未事不可先迎，遇事不可過憂，既事不可留住，聽其自來，應以自然，信其自去，忿恐懼，好樂憂患，皆得其正，此養心之要也。」其中的意思是要人們對外界事物要採取安和的態度，千萬不要爲各種瑣事傷透腦筋、費盡心機，尤對老年人重要。

其次，應抱少私寡欲態度。少私指減少私心雜念，寡欲指降低對名利和物質的欲求。《紅爐點雪》中強調：「若能清心寡欲，久久行之，百病不生。」事實證明，只有少私寡欲，精神才能守持於內。對於一個私心太重、欲求不止的人的情緒是很難安靜下來的。古人云：「看破紅塵便是仙。」無爲中卻是有爲，空寂清靜中含有生機，閒逸中自有情趣，有此淡泊空靈、虛懷若谷的心境，才能活得瀟灑自由，快樂長壽。

再者：「高下不相慕。」此爲《黃帝內經素問・上古天眞論》裡一句重要養生格言。高，指貴族，統治者；下，爲廣大群眾、百姓。是說人的社會地位有高低，不要相互傾慕而各安於本位。在現實生活中要做到「高下不相慕」是非常困難的，自古以來，不少人爲了高官厚祿而互相殘殺，還有一些人嫉妒比自己地位高的人，甚至連別人的才華、品德、名聲、成就、相貌等高於自己時，都覺得不舒服，常常產生一種「無名火」，使心境抑鬱、情緒煩躁，怎能談什麼養生呢？現代研究表明：「怒火中燒」之時，體內會發生一系列變化，如交感神經興奮性增強、血壓升高、血清素的活性水平降低，因而引起機體免疫功能紊亂、大腦機能失調、抗病能力下降。在歷史上因嫉妒而產生悲劇的例子是累見不鮮的。嫉妒作爲一種心理活動，每個人或多或少都會存在的，關鍵是看有沒有力量去排遣它，或者把它變成一種督促自己向上的動力。把羨慕的心情努力變成追趕的行動，對感情進行良性控制。

3. 宜樂不宜寂：《黃帝內經素問・上古天眞論》云：「以恬愉爲務。」是指人們一定要以精神樂觀爲首要任務。它提出了情志養生的一條重要原則：樂觀的情緒是一種最有助於人體健康的力量。因爲當人精神愉快時，中樞神經系統興奮，指揮作用增強。人體內進行正常的消化、吸收、分泌和排泄的調整，保持著旺盛的新陳代謝。因此，不僅吃得下，睡得香，而且頭腦敏銳，精力充沛。據世界五大長壽地區的調查發現，長壽者共同的條件具有開朗樂觀的性格，百歲壽星往往還具有進取的心理素質。正如《黃帝內經素問・上古天眞論》所說：「內無思想之患，以恬愉爲務，以自得爲功。形體不敝，精神不散，亦可以百數。」現代醫學認爲樂觀的情緒是一種最有助於人體健康的力量，因爲當人們精神愉快時，中樞神經系統大腦內會分泌出類似嗎啡的一種物質，稱爲「腦內嗎啡」，不僅使人產生心情愉快的感覺，還具有防止老化、提高自然治療力的出色的藥理功效。人在生氣發怒的時候，會感覺到精神總是處於緊張狀態，於是大腦分泌出一種叫做去甲腎上腺素的物質，它是一種毒性荷爾蒙。如果經常生氣動怒，精神總是處於緊張激動的狀態，這種毒性荷爾蒙會導致疾病加速衰老甚至早逝。一九八三年，英國的自然科學雜誌《自然》第一次公開發表發現腦內嗎啡的論文後，第一次運用科學的眼光闡釋先前不爲人知的心靈的眞實形態，可以更加科學合理地來解釋精神與疾病的關係問題了。

怎樣才能保持精神愉快、樂觀？

(1)要笑口常開：笑，因感情喜悅而開顏，它是有益於身心健康的心理活動。笑又是一種有益的體育活動，它能使腹部、胸部和肩部的肌肉，乃至全身的肌肉、關節都得到有益的活動，對人體各個系統起到良好的調節作用；它對神經系統有良好的調節作用，可清除對健康有害的緊迫感，使肌肉放鬆，驅散憂愁，忘卻煩惱和不悅。近來，美國興起一門新的學科——笑學，專門研究笑對人體所產生的一系列生理變化。據報導，在歐美越來越多的學者對笑學產生了濃厚興趣，各種機構應運而生，如「笑的天地」、「笑的聯盟」、「幽默協會」、「笑的中心」、「笑城」、「笑的廣場」等！心理學家認爲，只要不是苦笑、冷笑和假笑，皆有益於健康。一般地說，聽相聲、看滑稽表演、欣賞幽默作品所發生的笑比較合適，笑過之後，心中的憂愁煩惱會隨笑聲而煙消雲散，周身上下頓感輕鬆爽快。

(2)要有幽默感：因爲幽默作爲生活藝術，在人際交往中是不可缺少的。有人說：「幽默是生活的味精。」生活因爲幽默而變得美麗，人生因爲幽默而變得輕鬆。一個渾身洋溢著幽默的人必定是一個樂天派，它可體現出機智與敏捷，使陌生的心靈變親近，使平凡的事情變得富有情趣，使生活變得更富有浪漫與情調，它表達了人類征服憂患和困難的能力。

(3)應避免孤獨和寂寞：老年人的孤獨感並非單身老人所特有，不少子孫滿堂的老人，也可能嘗到孤獨的滋味。有些老年人整個晚年都備受孤獨感的折磨，有些老年人則在熱鬧後的清靜中感到自己形影孤單。由於孤單和孤僻會給人帶來精神上的空虛和痛苦，必然影響中樞神經系統的正常功能，使神經—體液調節失衡，免疫系統的防禦機能下降，使機體內在的「防禦」崩潰，病邪的入侵也就有可趁之機。另外孤獨和孤僻可造成精神上的寂寞和頹廢，往往帶來行爲上的自我摧殘，或借酒消愁，或以菸解悶。據統計，美國七十歲以下的孤居離婚男子的心臟病、肺癌和胃癌的死亡率爲非獨居者的七倍，高血壓的死亡率大約爲非獨居者的三倍。

避免孤獨、寂寞的最好方法是交往。因爲交往可使人們彼此交流感情，排遣孤寂；交往使人們增加積極樂觀的情緒，產生幸福感與滿足感。總之，交往是人類現代社會的「維生素」，它不僅對個人的社會化和個性的發展起重要作用，而且對人們的生理和心理健康、對生命的延續也起重要作用。

(4)應培養好的性格：人的性格與疾病的關係極爲密切。不少人因受先天遺傳和後天生活環境的影響，形成了有害身體健康的某種性格特徵，如性情急躁、喜勝好強統稱爲「A」型性格，此類人群易患心臟病。高血壓會因患者性格急躁、易激動而加劇，因性格平和，情緒穩定而好轉。性格脆弱者會因一次精神打擊而發生精神病發作，性格堅強、泰然處之者不易患此症。同時，還發現相當多的癌症患者的性格欠佳。因此可以看出：好性格有益健康，不良性格有損健康。美國斯坦福大學心理學專家索倫森博士說：「改變性格對於成年人並不輕而易舉。不過，一旦他們認眞改正，很快就會嘗到甜頭。他們不再終日緊張、忙亂、疲於奔命，他們學會有張有弛、有勞有逸……這樣眼界開闊了，人與人之間的關係和工作安排也有了明顯的改進，許多老心臟病病人，不僅症狀越來越輕，工作和社會關係也越來越好。」

我有一位朋友住在美國拉斯維加斯，梁姓先生，五十三歲時患風濕性關節炎和心臟病，經中西醫各種治療病情未見好轉，終日被病魔困擾，心情憂鬱不堪，不能自拔。一次走入社區看見舞池裡的舞男舞女那樣愉悅的場景，感染後，下決心去學習國際標準舞，與不同的舞伴接觸交流，在不同舞曲音樂旋律下強烈運動，渾身出汗、排毒，周身血液循環良好，相互人體生物電交傳，促使心靈淨化、愉悅。堅持鍛鍊二十年，至今七十三歲，現雖已退休，但筋骨硬朗，體格健壯，心情開朗，仍繼續在賭場工作，實屬一個奇蹟。跳舞是一種不用語言而用人體的姿勢來傳情意的抒情舞蹈。它不單純是一種娛樂，它能使生活更有情調。跳舞是人類生命、心理的需要，是人類健康延壽的需要。跳舞可以減肥，可以防病治病，可以抗衰老。這是因爲跳舞能使體內的激素分泌增多。所以跳舞能出現一種忘我的精神，雖然跳得大汗淋漓，但不覺得累。從醫學的角度看，這是激素的力量。眾所周知，激素能治很多病，人所以年輕也是靠激素的作用。隨年齡增加性，激素逐漸減少，跳舞可使性激素分泌增加，使人保持年輕。

(5)要學會調適不良情緒：人有各種各樣的情緒，這是人對外界刺激的一種反應。尤其到了老年，會出現各種往日未曾有過的各種情緒，這是由於他們的生理變化而導致的心理變化。

一般說來，人在四十至七十歲之間，大腦神經細胞可比在此之前減少百分之二十以上，大腦的萎縮便是產生各種病態情緒的根本原因。

(五) 老年人常見的病態情緒

1.老年喪偶：俗話說：「一日夫妻百日恩，百日夫妻似海深。」因此對老年人來說，最大的精神創傷莫過於失去和自己朝夕相伴、相依爲命的伴侶了。老年喪偶，是對老年人身心健康最嚴重的打擊。那麼，活著的人，應該怎樣去適應這種悲傷的局面呢？

(1)不要「憋」，不要悶：要把痛苦發洩出來。老年人喪偶，首先出現的是悲傷反應，表現爲不思茶飯、長吁短歎，甚至失去生活的信心。一些老年人在老伴去世後不久，身體和精神狀態迅速衰退。現代心理學認爲，當一個人在遇到不幸，悲痛萬分時，痛痛快快地大哭一場，讓眼淚盡情地流出來，會覺得好受些，比起把淚水往肚子裡嚥要好得多。也有一些老人把痛苦埋在心底，強忍悲哀，噙住淚水不露聲色，是不符合生理衛生的，久而久之，容易引起精神障礙，甚至患潰瘍病、高血壓、結腸炎等病症。因此，有些學者認爲，強忍淚水等於慢性自殺。

(2)生活需要遺忘：遺忘有益健康。遺忘可以減輕大腦的負擔，降低腦細胞的消耗，有益於身心健康。如果還是經常回憶以往夫妻間那種甜蜜的過去，就會使痛苦捲土重來，所以，喪偶後老人必須學會把握自己，掌握遺忘規律，該淡化的淡化，無須記憶的迅速忘掉，這樣才有益於身心健康。

(3)正確對待生與死：有些老年人之所以在喪偶後不能儘快地解脫痛苦，其中一個重要原因是不能正確對待生與死。老伴的死去，常使他們聯想到自己的死，因而對死特別擔心。其實，應該認識到人總是要死的，在時間上總是有先有後。生、長、壯、老、死是自然界一切生物的普遍規律，順其自然，以盡天年，最終化爲灰燼，又回到大自然的懷抱，像這樣「視死如歸」又何懼！如此徹底想通了，則心地坦然。

(4)更換生活環境：老年喪偶後，學會儘快擺脫悲哀，最好多出門走動，如去外地探親訪友或結伴旅遊等，以變換一下生活環境；若是居家不出，則應盡可能排除容易引起傷感的物品、擺飾、生活習慣以及言語的刺激，而建立一套新的生活程式，並儘快地去適應。

(5)提倡再婚：「獨身催人衰老」，據調查資料表明，長期孤獨生活的人，其情緒往往不佳，機體內分泌功能容易紊亂，臟器功能也容易失調，因而易串高血壓、癌症、胃潰瘍等疾病，從而縮短壽命。老人再婚後夫妻之間相互照料，相互幫助，相互關心，心情會變得愉快，逐漸沖淡喪偶造成的惡性刺激，而重新煥發生命的活力，自然有益健康長壽。

2.老年因病厭世：一個健康的人，精力充沛，情緒積極，一般很難體會到患病者在肉體和精神方面的痛苦，當然也更難以理解：爲什麼一個久病不癒者會因病厭世？當人體進入老年期，機體各組織器官的功能逐漸衰退，難免會患有一種或更多的慢性疾病。大部分慢性病患者能正常地處理生活，可是有少數患者會喪失處理生活能力，必須依靠他人幫助才能生存。如身患絕症或身體癱瘓、臥床不起，日子稍久，由於忍受不了病情痛苦的折磨，容易產生因病厭世的想法，甚至會產生輕生自殺的念頭。

身體有病，常常引起情緒不好，情緒不好又可加重疾病。如果不良情緒和疾病形成一種惡性循環，對健康的恢復是極有害的。因此，對患病的老年人來說，首先要樹立對疾病的正確態度，要樹立戰勝疾病的堅強信心，精神上去壓倒疾病。而不被疾病所嚇倒。

其次，對待疾病要有「既來之，則安之」的態度。既然得了病，就要安下心來，正確對待，情緒樂觀、積極治療，是可以恢復健康的；著急發愁，不僅無用，反而有害。把精神從病魔的纏繞中擺脫出來，充公發揮主觀能動作用，可以增強機體抗病的抵抗能力，如北京及上海的「抗癌症俱樂部」裡的許多患者，存活十年、二十年的例子很多。

再有，當家中老人有「因病厭世」的思想時，周圍的人，特別是配偶、子女，都要更加關心老人，盡力給予慰問，以溫柔、體貼、關心的言行，去細緻、耐心地消除因病厭世的心理。

3. 老人愛猜疑：老年人的猜疑心比較突出，其原因是人到老年，各種器官出現生理功能衰退現象，如記憶減退、聽力下降、視覺減低、行動不便等。有些老人，記不住、聽不清、看不清楚時就愛反覆發問，如果得不到滿意答覆時就會主觀臆斷認爲別人是在背地議論他，甚至會認爲有意諷刺、挖苦、欺侮、冷落和陷害他。個別人還會疑神疑鬼地感到別人在算計他，想偷他的財物。有些老人常愛把自己存款之類的錢物東塞西藏，後來自己也記不清或找不到時，就認爲被人偷走了。還有些老人常常對鄰居和子女婿媳的一言一行斤斤計較，甚至懷疑自己的配偶行爲不貞不忠、另有外遇等，這種猜疑心理發展輕者變成老年怪僻，重者則致「老年妄想症」。由於猜疑，還可引起另一種老年常見病，稱爲「疑症」。

現代心理學認爲：老年人的猜疑是一種精神老化的現象，它是屬於一種心理上的變態。它除了有生理因素外，很大程度上是由於精神上的孤獨所致。對於這樣的老人應鼓勵他活動範圍從家庭走向社會，增加興趣愛好，逐漸消除孤獨感後猜疑心理也會隨之減弱。

4.老年人的「心裡回歸」：一些老年人，特別愛追溯往事，炫耀既往業績，經常滔滔不絕地訴說，沉湎於往事的悲哀之中，這種現象心理學家稱之爲「回歸心理」。

心理回歸是一種變態心理，是一種消極的心理現象，對人是有害的，發展嚴重時會出現各種各樣的幼稚行爲，往往動輒生氣、好鬧蕩、愛哭泣、爭食等，心理學上稱之爲幼稚病。

現代醫學研究發現，婦女在四十五至五十五歲，男子在五十五至六十歲時，由於身體的內分泌系統紊亂，可出現一系列心身方面的變化與病態反應，其中思歸心理就是更年期的典型心理變化。這是因爲當步入老年時，機體各組織器官日趨衰退，腦的近期記憶力減退，思維與辨別力也逐漸發生變化，而腦中儲存的往事卻留下深深的烙印，也就是遠期記憶力較強，對往事不易忘卻。

5.老年憂鬱症：據精神醫學專家預測，中老年人，尤其是六十歲以上的老知識分子，得抑鬱症將是二十一世紀的主要精神疾患，有可能位居各類疾病之首，因此，必須重視預防。

老年憂鬱症是一種情感性精神病，引起此病的原因有的是因經常懷疑自己有病，如恐癌症、恐心血管疾病等，因而發生焦慮，導致憂鬱症。有的是因身體有病或精神有創傷，或遇到棘手問題，引起思想負重而發生憂鬱症。

其臨床表現，常見的是焦慮不安，也有表現對人、對外界事物淡漠，其生理上異常表現如失眠，食欲不振。

本病的發生與平素性格內向、拘謹孤僻，具有潛在的高危易患病如高血壓、冠心病或年輕時曾患過此類疾病而未加注意等原因有密切關係。

本病的治療，首先應調整生活方式，必要時進行心理治療。平素應加強思想修養，提高覺悟，培養開朗性格，盡可能參加各種社會活動，提高心理承受力，身體有病時應儘早治療，使病體恢復健康。

㈥如何克服老年人的病態情緒呢？

1. 疏洩法：疏，疏發；洩，發洩；所謂疏洩法，是指當人在處於逆境，心情不佳時，千萬不要自尋苦惱，把痛苦、憂傷悶在心裡，一定要使之發洩出來。使痛苦、鬱結的消極心理得到解脫。美國聖保羅市精神病學研究室主任威兼・弗列有趣的實驗中，在受試的二百名男女中，有百分之八十五的女性和百分之七十三的男性在因痛苦而致哭泣後，自我感覺都比哭之前好得多，健康狀況也有改善。

由此可見，當人們遇到負性生活事情引起不良情緒時，千萬不要強加壓制自己的感情，應學會適當地發洩。哭一場也好，與知心朋友傾訴也好，到曠野引吭高歌自我發洩，只要不礙他人，又有助於擺脫不良情緒困擾，都是有益健康的。或可撥通熱線電話，傾訴你內心深處的苦衷，以求心理醫生或諮詢員誠的安慰和指導排解困憂的方法，使你受益更大。

2.以情制情法：中醫學認爲，情志因素是人體致病原因的重要方面，這種由於異常情志因素引起的「心病」，有時單用藥物治療往往難以取得理想效果，而配合心理治療則能有效地促進疾病的痊癒，加快機體的全面康復。以情勝情法是心理治療的一種，合理地運用這種方法，對於老年人的健康長壽具有重要意義。

《冷廬醫話》中記載了一個世代務農的農民之子李大諫考取了舉人，其父因而大喜而笑不休，不久李大諫又考取了進士，其父更樂得日夜大笑。李大諫請了一名太醫爲其父治療，太醫告訴其父說：「你兒子患病死了。」其父聽後悲痛欲絕，哭了十幾天，不再大笑，其後太醫又派人告訴其父說：「你兒子已被一太醫起死回生。」其父便悲痛消失，情志恢復了正常，大笑之病獲癒。此例說明，以情勝情法的作用機理是調節人體的氣機，通過協調人體氣機的升、降、出、入使氣機運行達到平衡，從而起到防病治病的作用。

3.移情法：即通過一定的方法和措施改變人的情緒和意志，以解脫不良情緒帶來的痛苦，又稱轉移法。包括二種方法：其一是運動移情法——當情緒激動與別人爭吵時，最好的方法是轉移一下注意力，去參加體育鍛鍊，如打球、打太極拳、散步等。李東垣的《脾胃論》裡說：「勞則陽氣衰，宜乘車馬遊玩。」即是說旅遊可解除煩惱，有利於身體健康的恢復。當思慮過度，心情不快時，應到郊外鍛鍊或消遣，讓山青水秀的環境，調節消極情緒，讓自己陶醉在藍天白雲、鳥語花香的自然環境裡，舒暢情懷，忘卻憂煩。其二是琴棋書畫移情法——在煩悶、心情不佳、情緒憂鬱時應聽聽音樂、欣賞戲劇，或幽默的相聲、啞劇這樣能捧腹大笑，精神振奮，緊張苦悶的情緒隨之而消散。也可根據平時自己的興趣和愛好，從事自己喜歡的活動，如書法、繪畫等，以排解愁緒，寄託情懷，舒暢氣機，頤養心神，有益心身健康。

4.暗示法：一般多採用語言暗示，也可採用手勢、表情，或採用暗示性藥物及其他暗號來進行，《三國演義》裡的「望梅止渴」的故事，即是暗示療法的例證。暗示法與說服不同，因爲它是通過語言使病者不以邏輯的思維和判斷就自覺地接受醫生灌輸給自己的觀念，其作用在於情緒方面，而說服的作用則在於理智方面，開導暗示在現代心理諮詢過程中應用得非常廣泛。

5.昇華超脫法：《史記》的作者司馬遷，因替李陵辯解，獲罪下獄，慘受腐刑。司馬遷爲轉移不幸遭遇所帶來的苦痛心境，以堅強不屈的精神全力投入《史記》的撰寫之中，以抒志解愁，調整和緩解心理矛盾，把身心創傷等不良刺激變爲奮發努力的行動。此法是用頑強的意志戰勝不良情緒的干擾，用理智和情感將其化爲行動的動力，投身於事業中去。

超脫法，即超然，思想上要把事情看清一些，行動上應脫離導致不良情緒的環境。如老年人在喪失老伴後，最好的方法是換一下居住地；在與子女和鄰居發生矛盾時，可以到環境優美的公園或視野開闊的海濱漫步散心，這樣可驅除煩惱。

6.釋疑解惑法：針對患者由於誤解、疑心導致的病症，要麼提示事物眞相，或用積極的暗示法，以解除致病的心理因素。晉朝樂廣請客吃飯，掛在牆上的弓映在客人的酒杯裡，客人以爲是蛇，酒後回家，總是疑神疑鬼，以爲中了蛇毒，於是發起病來。樂廣聽了以後，把他帶到原處，問他是否看到了酒裡的東西。此人答曰：「與上次所見相同。」樂廣告訴他，杯中的蛇就是牆上弓的影子，客聽後恍然大悟，病頓時痊癒。這個典故告訴人們，遇到多疑的人要通過耐心交談和引導，如有可能儘量應用事實眞相來加以釋疑。

(七) 老年心理療法

中醫把心理療法歸結爲情志相勝治病的原則，早在二千年前就提出「悲勝怒，喜勝悲，思勝恐，怒勝思」這七情相勝治病法則。《醫方考》曰：「情志過極，非藥可癒，須以情勝，內經一言，百代宗之，是無形之藥也。明者觸類而旁通之，則本在我矣。」所以說：「心痛還要心藥醫。」從而闡明了心理治療原則。

1.心情相生相剋法：本法主要針對因某種情感刺激所引起的疾病，有意識地採用另一種情志法去控制，調節其情志失常從而達到病癒的方法。《儒門事案》中說，淒淒悲愴的語言可以使大發雷霆者舒緩怒氣；歡快愉悅的話語可讓人破涕爲笑，緩解悲傷；恐怖驚嚇的語氣，可使大喜若狂的人冷靜下來；惡語相譏有時可以治療思慮過度引起的失調，一氣之下，人的頑固性呃逆可以消失；而引導病人深思熟慮，可解除病人的驚恐或迫害妄想。

2.驚恐勝喜法：大喜傷心，可使人癲狂失常，驚恐可以治喜，可用恐懼死亡之言怖之，《儒林外史》中，范進中舉後，喜極而發狂，醜態百出，他岳父胡屠夫見其狀，二話不說，兇神惡煞般地打了他兩耳光，范進被打後，卻一下神智清醒了。

3.暗示療法：此法對於一些面臨過重的心理壓力所致的神經衰弱和心身性疾病，其效果取決於患者對施治者的絕對信任與權威。暗示療法除精神、心理醫生應用外，還被宗教活動中廣泛應用。一個臨終彌留，面臨死亡恐懼的人，面對其崇拜的「神父」進行最後的懺悔可以獲得其人生最後的安寧與滿足。在電影裡可以清楚地看到這樣場景。在醫療實踐中，美好的語言，可以使人心情愉快，感到溫暖。安慰性、鼓勵性暗示能發揮較好治病作用，不良的暗示和醫護人員不慎語言可造成「醫源性疾病」，不科學的「練功」反而出現「走火入魔」，引發心身疾病。

4.驚嚇療法：古籍傳衛德新的妻子在旅途中住客棧，夜裡遇強盜搶劫，驚嚇得不省人事，此後，只要一聽到突然響聲，就會嚇倒，不省人事。請了許多醫生都當心病治療無效。後請張戴人醫生診治。張醫生診視後對衛德新說：「驚屬陽，是從外而入的；恐屬陰，是從內而生的。驚是突如其來，事先並不知道；恐是已知道而產生的恐怕。你妻子的病是受驚嚇所引起的。」於是，他先讓病人坐在一張高椅上，令兩侍女將她手按住，並在面前放一個小茶几，對病人說：「請看這裡！」便用小板打一下茶几，病人大驚。張醫生即時解釋道：「我用木板打一下茶几，有什麼可驚嚇的？」等她平靜後又擊一次，所引起的驚嚇緩和了些。隔一會又連擊三五次，隨後又用手杖擊門，又叫人在病人背後將窗戶弄得咣噹作響，只見病人漸漸不覺受驚了，而且還笑了起來。這時衛德新問：「這是什麼治法？」張醫生答：「《內經》曰：『驚者平之。』」也就是說，要讓病人知道，我們平時聽到一些聲響是生活中很平常的事，認識到這一點，病人也就不會產生驚嚇了。當天晚上，還叫人打擊門窗，直至天亮。一二天後，就是打雷，病人也不再發生驚嚇，因爲病人對外來聲音已習以常了。這就是爲解除患者心理上的壓力而施行的經典的驚嚇治療方法。

5.音樂療法：音樂對人的感染力是巨大的，充滿英雄氣概的進行曲可鼓舞人的鬥志，莊嚴的旋律賦予人豐富的想像，悠揚的樂曲讓人愉快地休息，輕快抒情的音樂給人帶來甜美和歡樂。音樂還可陶冶心靈、淨化精神世界和鼓舞革命鬥志作用。我國歷史上楚漢相爭，張良吹簫，吹散了霸王三千兵馬。再看古今中外的戰爭，哪次戰場上沒有音樂？我國的紅軍，衝鋒號一吹，萬馬奔騰，個個成爲殺敵勇士。〈馬賽曲〉曾激發了法國革命人民的戰鬥力量。〈起來！巨大的國家〉使前蘇紅軍士氣激昂，奔向硝煙瀰漫的戰場。〈義勇軍進行曲〉鼓舞我們中華民族兒女抵抗日本軍國主義的入侵和解放了全中國。優美動聽的旋律可以振奮人的精神，消除煩躁與不安，帶來鬆弛、愉快、安靜和舒適。現代科學研究證實，聲音是聲波的振動，是一種物理能量。音樂是一定頻率的聲波振動，它作用於人體內各個系統使之產生有益的共振，使各器官節奏協調一致，有利於身心健康。優美的音樂中音波作用於大腦，提高神經的興奮性，通過神經體液的調節，促進人體分泌一些有益健康的激素、酶和乙酰膽鹼等物質，起著調節血流量，促進血液循、促進胃腸蠕動、促進唾液分泌、加強新陳代謝作用，從而使人精神充沛，洋溢青春活力。國外用音樂代替麻藥做手術、拔牙止痛等。據美國克利夫蘭的醫生登科發現，音樂能使大腦分泌一種類嗎啡樣物質，所以能出現麻醉藥樣「欣快症」而能止痛。日本有一位年邁的婦女，患有嚴重的動脈粥樣硬化和老年癡呆症，久已失去記憶，連自己的住址、姓名、年齡都記不清楚了。醫學博士田中耐心地爲老婦演奏了〈春到小河邊〉、〈本偶新娘〉、〈煤炭之夜〉等曲子，經過多次演奏和談話，她終於記起了自己的名、年齡和去世丈夫的名字。

6.愛情療法：近年來國外學者提出夫妻間相互心理治療問題，其實就是愛情療法。如：夫妻一方出現了憂鬱症，另一方務必弄清對方潛在的情緒問題，苦口婆心地用各種事例勸導，對症下藥，散步談心，時刻牢記愛的方法，鼓勵其參加一些文體活動，用愛去消除心理疲勞。一個人得了病，往往產生意志消沉、焦慮、恐懼、悲觀、絕望的心理，這種惡劣的心理狀態，是康復的大敵。然而，由於愛人的關懷、鼓勵與安慰，情況就會大不相同。按報導，癌症病人如果能得到親人的良好照料，其治癒率明顯高於得不到親人照顧者，而且生存期可以相差三至三點五年。由此看出，對於戰勝疾病方面，愛情的力量是神奇的。

7.詐醫療法：中醫歷來就有「詐醫」治「詐病」的說法。詐病包括「裝病」和「癔病」兩類。對於裝病者，採用具有一定痛苦性的診療措施，往往可以檢驗出裝病的伎倆；癔症多發生於女性，平素心胸狹窄，常因一些小事生悶氣，記仇心強，通過詐病來達到一定的目的。對於這些「詐病」的診斷一定要在細心體檢的基礎上，排除器質性疾病以後才能做出結論。治療時要周密思考，切勿以爲是小病而疏忽，也勿因病重而退縮。只有這樣才能治好病人。

二、養生與睡眠

充足的睡眠，對每個人來講都是重要的，對於老年人更爲重要，如《老老恆言》指出：「少寐乃老年人大患。」祖國醫學歷來重視睡眠科學，認爲：「眠食二者爲養生之要務。」「能眠者，能食，能長生。」過去認爲老人瞌睡少，實際上這是誤解。因爲最能睡的老人才有希望登上壽山。由於老人的生理機能減退，易疲勞，故更應多睡。

(一)那麼老年人在睡眠保健方面應注意的問題有哪些？

1.床上「四寶」——鋪、枕、帳、被

(1)床鋪：床鋪應平坦，硬度適中，以木板床鋪墊五公分米左右棉褥爲好。接觸皮膚的一層，以鋪毛巾被爲宜。應避免床板過硬缺乏緩衝力，而引起睡眠時轉側過頻，多夢易醒，周身痠痛，使脊椎保持正常的生理狀態以利清除疲勞。床鋪也不宜過軟（如彈簧床），因爲易使軀幹呈弧形而致腰肌勞損，睡軟床容易使肌肉得不到放鬆，胸腹腔內臟也易受壓。通常老年人睡棕櫚床較適宜，既柔軟，又有一定的硬度和彈性，可使全身肌肉放鬆。

(2)枕頭：應選擇適宜的高度、彈性和透氣性。人的頭頸與背後呈彎曲的弧線，頭頸與背中線之間存在三十度的偏差，所以睡覺時需要墊一定高度的枕頭，才能使頭頸與身體之間，保持正常的生理狀態，以使神經、肌肉放鬆，消除一天的緊張疲勞。枕頭的高度以自己的一拳半（或一側肩距）爲宜。枕頭過高，使頭頸過度前屈，壓迫頸動脈，造成腦供血不足，腦缺氧。患腦動脈硬化的人，由於血流不暢，易形成血栓而促發缺血性中風。過高枕頭可改變頸椎正常曲線，壓迫神經，使頭部肌肉不能放鬆，或一側頸肌受牽拉，另一側處於收縮狀態而扭傷，出現「落枕」。枕頭過低或不用枕頭，則頭部下沉，流入腦部血液增多，血管壁壓力增高，睡醒後會感到頭腦脹痛，面目浮腫，高血壓病人易發生腦出血。

枕芯的質地柔軟爲好，枕芯太硬會使頭頸部與枕頭接觸面積小，壓強增加，使頭部不舒服，導致多夢易醒，或頸神經痛。太軟或太富有彈性，會造成半邊頭皮血流不暢，日久可產生麻木，甚至脫髮。枕頭應選有一定通氣性，有利於散熱、排汗。我國自古以來有將藥物加工後放入枕芯做成藥枕的習慣，使之達到防病、治病的功能。常用的有：①蕎皮枕：用於頭火重的人。能祛風、清熱、瀉火；夏天選用竹茹枕、綠豆衣枕，可解暑去熱；老年人可選用不寒不熱的健身菊花枕、漆殼空心枕，可清心明目。②耳鳴、耳聾患者可選磁枕；目暗、目花患者可選菊花枕、茶葉枕、決明子枕。③高血壓患者可選決明子、菊花枕，降壓藥枕。④頭痛患者可選決明枕。⑤中風後遺症患者可選補陽活絡枕等。

(3)蚊帳：蚊帳的作用一是避蚊，二是防塵，三是雅觀，它可以吸附從空間飄落的塵埃，防止其侵入人的口鼻而引發疾病。現代帶空調單元化居室則安上整體紗窗，蚊帳已逐漸退出它原來的歷史舞台。

(4)被褥：從棉布包裹棉絮最爲適宜，不宜用化纖混紡做被褥、被單。因爲化纖容易刺激皮膚，引起騷癢或過敏。接觸皮膚的一層以毛巾被爲好，柔軟舒適，吸濕性強。被褥應經常拆洗，經常日曬，既殺菌消毒，又增加溫暖感覺。

(二) 老年人的睡眠時間

為了保障健康，人們應該有足夠的睡眠時間，老年人更是如此。因為，步入老年後，體內各器官的生理功能開始減退，體力和免疫力都大大下降，容易感到疲勞和受疾病的侵襲。補救的最好辦法就是保證充足的休息，使體內的物質和能量得到最大限度的補充和重新積累，以消除疲勞，增強體力和抗病能力。

生理學家認為：六十歲以上的老年人應相應延長睡眠時間，六十至七十歲老人每天應睡九小時，七十至九十歲的老人每天應睡十小時。老年人睡覺不應拘於晚上時間，只要感到疲勞，有睡意的時候，就應該睡一會為好。

(三) 老年人宜用藥枕

所謂藥枕，即是用中草藥裝塡的枕頭。這些中草藥大都具有芳香的氣味，而頭頸部的體溫可使枕內藥物的有效成分緩慢而持久地發散出來，再通過人的口鼻進入身體內部，作用緩慢而持久。我國人民經過長期的實踐證明，藥枕是一種防病、治病的好辦法，特別適合一些慢性患者。老年人中患慢性病的較多，故應根據自己的體質，疾病，季節選用藥枕。在此介紹幾種常用的藥枕：

1.感冒藥枕：適用於肺氣虛，衛氣不固、易感冒的老年人，可選防風、黃芪、白朮、白介子、細辛、薄荷、桔梗等藥物充塡。

2.氣管炎藥枕：經常咳嗽的老年人，可選麻黃、半夏、批把葉、款冬花、桔梗、銀花、甘草，細辛、杏仁等做藥枕，具有化痰、降氣、止咳、平喘作用，對慢性支氣管炎、支氣管哮喘有效。

3.頸椎病藥枕：選川芎、透骨草、川草烏、片薑黃、菊花、紅花、威靈仙、白芷等中藥，其具活血通絡、散寒止痛、祛風勝濕功效。對頸椎病、老年性腰腿痛、肩周炎有良好治療效果。

4.高血壓藥枕：選用晚蠶砂、磁石、川芎、白芍、生石膏、薄荷、桑葉、夏枯草、決明子等中藥做藥枕。具有辛涼走竄、芳香清透、平肝潛陽、寧心安神、醒腦明目的作用。

5.神經衰弱藥枕：可選磁石枕或琥珀枕，具有平肝潛陽、重鎮安神、明目益睛之功效。

㈣老年人午睡好

午睡是中國人的習慣，因爲祖國醫學認爲，子午之時，陰陽交接，極盛極衰，體內氣血陰陽不平衡，必欲靜臥，以候氣復。現代研究認爲，中老年人睡好子午覺可降低心腦血管病的發病率，有防病保健意義。近來，西歐和北美人冠心病發病率高，似乎與不午睡和緊張的生活節奏有關。他們進行了一系列調查實驗，結果證明，如果能保證午睡，西方人的冠心病發病率可降低三分之一左右。許多國家的專家、學者通過實驗證明，人的睡眠節律除了晚間的睡眠高峰外，十三時左右也是一個睡眠高峰。可見，午睡是人體生物鐘決定的。尤其在夏季，氣候炎熱，夜晚乘涼，人們常有晚睡早起的習慣，睡眠相對不足；白天氣溫高，出汗多，體力消耗大，血管擴張，使血液大量集中於體表，從而引起體內血液分配不平衡，腦內供血量減少，因而感到精神不振，有昏昏欲睡之感，中午非常需要睡一會兒，特別是老年人，睡眠質量不高，晨間起得又早，更要堅持中午睡覺。

午睡時應注意事項：

1.午餐後不要立即睡，待半小時後再睡，以免影響胃內消化機能。

2.午睡時間不要太長，也不要太短，以一小時爲宜，太短達不到休息的目的，太長醒來後精神狀態不好。

3.起床時不要過猛，以防暈倒。最好醒後在床上停留三分鐘，然後慢慢下床。

4.不宜坐著午睡和伏案午睡，也不要以臂代枕，睡眠姿勢不正確不僅不能消除疲勞，還會出現頭部供血不足，眼球受壓，前臂局部缺血缺氧等症狀。

(五) 老年人「獨臥」好

所謂獨臥，是指獨身睡覺。其好處在於獨臥可以得到一個安定舒適的小環境，睡得香甜，睡眠質量高，消除白天的疲勞，恢復身體的元氣。獨臥還能節制性生活。因爲夫妻同被，相互親暱，容易感情衝動，性生活過於頻繁，不僅使睡眠減少，休息不足，時日久了會損傷腎精。老年人本來就已腎精虧損，所以老年人還是獨臥好。如果每人一床有困難，也可以同床異被。睡得香甜，有益健康益壽。

㈥ 注意預防睡眠中的猝死

老年人睡眠中猝死的原因多爲嚴重打鼾造成的呼吸暫停綜合症。呼吸暫停十五秒或更長時間，如不馬上醒過來，就意味著窒息。六十歲以上的老年人，因口腔軟組織鬆弛，呼吸道發生內陷，從而易阻塞呼吸，如睡眠姿勢不當，打鼾是普遍現象，因此，家人和老年人本人都應格外警惕。怎樣預防此類事件發生呢？

1.老年人不宜獨居，子女應與老人同居，便於照料。

2.家人監護，若發現老年人睡眠中呼吸異常，或喚之不醒時，應立即請醫生診治。

3.白天不要太勞累，看電視時間不要過長，不過量飲酒，白天要適度休息，以免誘發猝死。

4.要愼用安眠藥，睡前服用安眠藥發生呼吸暫停與窒息現象比不服者大約高三倍。

三、養生與運動

「動則不衰」是我們中華民族養生、健身的傳統觀點。我們的祖先很早就認識到宇宙生物界，特別是人類的生命活動具有運動的特徵，因而積極提倡運動保健。

隨著年齡的增長，人的機體內各個組織器官和系統會發生不同程度的衰老和退化，特別是那些平時缺乏運動鍛鍊者其退化性變化更爲明顯，臨床主要表現爲骨質疏鬆、肌肉鬆弛、關節僵硬、四肢伸展不便、全身行動遲緩、應激能力減退等衰老現象。具體表現在骨骼方面，骨皮質變薄，骨小樑變小，數量減少，出現骨質疏鬆等骨鈣負平衡狀態。老年人骨骼內化學成分如膠原粘蛋白減少，無機鹽增多，骨的彈性和韌性就差，脆性增加，容易發生骨折。老年人關節方面表現爲關節滑膜萎縮，滑液分泌減少，關節軟骨變薄，增生面骨化，關節囊及周圍軟組織老化，容易引起疼痛及功能障礙，形成老年性關節炎。在肌肉方面，老年人肌肉在體重中所占比例逐漸降低，由於神經肌肉的興奮性降低、不應期延長，神經傳導速度減慢，肌肉的工作能力下降，需要較長的發動時間，才能達到最高能力。據有關專家預測，二十一世紀百年中，城市居民的體力勞動量將逐漸減少百分之十五左右。隨著科技發展、經濟提高、生活條件越來越優越，屆時影響健康和誘發早衰的「老年慢性運動不足」問題將更加突出，而解決這一問題的最有效的方法就是創造條件參加經常性的體育鍛鍊和娛樂活動。

(一) 運動的意義

1. 能增強心臟功能：因爲運動時對機體，尤其是肌肉的耗氧量增加，新陳化謝加快，就要求心臟運動加強，以提高心肌收縮力，增加心輸出量，以滿足機體對氧氣和能量的需求。
2. 運動有助於預防大腦的衰老：人到老年後，大腦會逐漸退化萎縮，腦細胞數目減少，出現大腦及整個神經系統功能減退。而運動可使腦血管中的血流量加大，提高腦細胞的供氧量，促進大腦的新陳代謝，減輕大腦疲勞。
3. 運動可使呼吸肌得到鍛鍊，使肺部保持健康狀態：體育鍛鍊可使肺泡的張開率提高，增強肺泡彈性，增加呼吸深度，提高呼吸頻率，使呼吸肌得到必要的鍛鍊，從而減慢肺組織老化的速度。

4.運動可防止肌肉萎縮及骨質脫鈣：運動時，肌肉內豐富的毛細血管網開放數量增多，使肌肉獲得充足的血液滋養，使之豐滿而具彈性，收縮有力。肌肉附著於骨上，隨著肌肉循環的改善，骨骼的血液供應量也相應增加，從而延緩了骨骼脫鈣、骨質疏鬆等老化過程。

5.運動可使人年輕，體型健美：人所以年輕漂亮，是因爲激素分泌旺盛。運動可促進激素的分泌，使血液中激素含量增加。長期運動使體內脂肪減少，肌肉發達。像健美運動員那樣豐滿的肌肉條塊，主要由於運動使雄性激素增加，而促進肌肉的增長。像青春期那紅潤而稚嫩的臉蛋兒，都是因爲激素分泌旺盛的結果。所以，運動與不運動相比，運動能使人年輕五至十歲。

6.運動能抗衰老：近代研究發現使人衰老的物質，是體內隨著年齡增長的自由基。自由基是一種反應能力很強的物質，可引起體內很多鏈鎖反應，損傷細胞，導致機體衰老。機體自身爲了保持年輕化，能產生一種清除自由基的物質——超氧化物歧化酶（ＳＯＤ）。通過測量使人衰老的代表物質——過氧化質脂（ＬＰＯ），反映機體的衰老程度。隨著年齡增長，ＬＰＯ逐漸升高，ＳＯＤ逐漸下降。實驗結果證明，運動後，肝細胞中ＳＯＤ的活性顯著增高。經測試，羽量級或長期低量級運動員可使ＳＯＤ保持在一個較高水準，一方面由於ＳＯＤ能避免自由基對細胞的損傷，並清除有害物質；另一方面，因ＳＯＤ的升高，相對的使ＬＰＯ下降。這樣運動便會使人年輕而具有抗衰老的作用。科學家認爲，人的生理死亡是一百至一百五十歲，正常的生理，老年是從一百歲開始的。未老先衰或死亡，主要是運動不足，生病和不正常精神狀態造成的。

有人做動物實驗，把兔子和烏鴉自幼分別關在籠子裡。長大後，從籠子裡放出來，兔子跑出不遠就倒下死去，烏鴉在空中盤旋了半圈就墜落在地。解剖證實兔子死於心臟破裂，烏鴉死於動脈破裂。這個實驗說明，沒有跳躍和飛翔的鍛鍊，主要器官就會發育不全，心臟與主動脈無法承受突然升高的血壓，必然造成死亡。科學家還發現野兔平均壽命為十五年，而家兔只能活四至五年。野生大象能活二百年，而被捕獲後只能活八十年。顯然野生動物為了獲取食物和逃避天敵，被迫進行各種不同的運動，而延長了牠們的壽命。人若是缺乏鍛鍊，就會降低對外界的抵抗能力，同時因運動量不足，引起冠狀動脈粥樣硬化性心臟病，甚至急性發作而造成猝然死亡。

冠心病常因動脈血管壁內積脂肪、膽固醇，被單純認為是吃動物脂肪造成的。這種說法不夠全面，我國某些少數民族地區主要是吃牛羊肉及動物脂肪，而患冠心病者並不一定多。坦桑尼亞馬賽部落的人，每天吃動物脂肪比美國人多，但他們大多數不患冠心病。很多實驗證明，運動量不足，易造成心—肺衰弱及血管彈性減弱，從而引起高血壓，罹患冠心病。所以，預防冠心病及延長壽命最好辦法是運動。因為，運動不僅可以提高肺攝取氧氣的能力，促進血液循環，而且還可以減少膽固醇的含量，增強血管壁的彈性，從而減少高血壓和冠心病的發生。

(二) 老年人運動養生的原則

由於老年人的生理和心理的特殊性，加上老年人各自的體質狀況不同，所患疾病種類和性質的差異，必須掌握老年運動鍛鍊的原則，制定切實可行的運動鍛鍊計劃，才能達到增進健康的目的。

1.運動前一定要做好準備：準備運動可做腿部的屈伸、體操或原地踏步，以活動肢體，增加氣血運行，適應運動時的需要。

2.運動應循序漸進：運動要循序漸進，特別對老年人，運動量增加，要自然而不勉強，持續而不中斷，切不可驟然間激烈地運動，否則弊多利少。不管進行任何運動，只要做到有點氣喘，覺得有點恰到好處的疲勞，運動的目的就達到了。

3.運動量掌握適宜：參加運動、體育鍛鍊，能否良好效果取決於運動量大小是否合適。運動量過小，內臟功能得不到提高，對身體鍛鍊作用就不大。運動量過大，超過身體的負擔能力，又會造成過度疲勞，引起不良反應，影響健康。只有運動量掌握得合適，既能達到一定強度，又不超過負擔能力，才能使各個內臟器官的功能得到鍛鍊和提高，增強體質。

運動量怎樣掌握？可以通用簡單測量脈搏的頻率方法來衡量，因爲脈搏是反映身體功能狀態的靈敏指標，通過測試鍛鍊前後脈搏的變化來掌握運動量大小，比較科學的可用公式計算：

運動後每分鐘心跳次數＋年齡＝一百七十

假如年齡六十歲，運動後心跳不超過一百一十次／每分鐘；若是七十歲，心跳不得超過一百次／每分鐘；如果身體較差，最好心跳次數加年齡不超過一百五十次較合適。

4.選擇運動專案要因人而異：老年人常有各種慢性病，有時會由於缺乏症狀或症狀不典型未引起注意，若選擇不當的體育運動就會將原來隱匿的疾病暴露出來，有時甚至會有一定的危險性。最好在運動之前請醫生做一次健康檢查，聽取醫生對運動的指導意見。一般地講，對於老年人參加的運動，忌快速跑跳，忌激烈競賽，忌負重憋氣，忌頭位置變換，忌晃擺旋轉等運動。

(1)**步行**：步行是老年人最兼價、最有效的健身方法。俗話說：「飯後百步走，活到九十九。」這是有一定道理的。古往今來，許多偉人、學者，都以散步作爲鍛鍊身體的方法。用散步來鍛鍊身體，調劑精神，在歐美、日本等一些國家非常盛行。「健步走」步行運動、徒步旅行日益成爲現代人的生活時尚，僅北美洲，每天有八千萬人參加步行運動。

①散步：散步有良好的健身作用，這種走步速度雖然慢，但如能連續走幾公里，效果不可低估，一般健康老人或患病老人可選擇這種步行方法。

從醫學角度看，行走鍛鍊對人體各系統生理機能的促進作用是顯而易見的。

老年人由於胃腸蠕動緩慢而出現腹脹、便祕、食欲不振等，通過行步可以得到改善，行走鍛鍊還可調節神經活動。晨間行走一時，精神煥發一天；睡前行走一時，安然入睡一夜。走路還是「打開智慧的鑰匙」，走路時能使身體發熱，加速血液循環，使大腦的供氧量增加，增強智力的催化劑，血液環境加快產生的熱量，可以提高思維能力，使情緒變得愉快。

最新的研究證明，步行可以逆轉冠狀動脈硬化斑塊。過去認爲動脈一旦硬化就不可逆轉了，科學研究證實，動脈硬化是可逆的過程。動脈硬化由輕到重，也能由重到輕；從無到有，也能從有到無。雖然不能徹底消退，但可以部分消退，走路就是使動脈由硬化變軟化的一個最有效的辦法。有研究證明，只要堅持步行一年以上，粥樣硬化斑塊就能部分消除。經過步行運動的鍛鍊，對降低血壓、降低膽固醇、減肥、預防糖尿病都有很大好處。步行運動的鍛鍊的關鍵，在於堅持，要有決心和毅力，要行之有效，持之以恆，才能達到「功到自然成」。

上世紀二十年代初，心臟病學之父，美國人懷特（P.White）第一個提出步行對健康有特殊益處，主張健康成人應把每日步行鍛鍊作爲一種規律性的終身運動方式，他的科學論著影響了幾代人。英國體育運動專家伯德研究，組織五十六個電視迷參加十八週的日常步行鍛鍊後得出結論：不論步行的距離長短多遠，都比待在家裡架著雙眼看電視要好得多。他們發現距離較長的步行可以使血液脂肪成分發生最有益於健康的變化，任何距離的步行都可促進心臟健康。他說：「步行可使人的心臟年輕十年。」佛羅里達州拉戈的康復醫院的運動生理學家金百利・赫夫（Kimberly Huff）說，身體處於休息狀態時，所需熱量最少，但是，當我們運動時，首先消耗的脂肪和糖類物質也最少。運動時，首先消耗掉已貯存起來的糖類物質，四十至六十分鐘後脂肪的消耗越來越多，而不再是糖類物質，步行對減輕體重的長期效益更加令人樂觀。如果經常堅持散步將減少罹患高血壓、糖尿病、膽束炎、心臟病和肥胖症的可能性。

散步時宜從容和緩，不宜匆忙，更不宜使瑣事充滿頭腦，要輕鬆愉快，或者哼著小曲，既興致專一，又不拘任何形式才能收到較好的效果。

散步的時間，可以是清晨散步、食後散步、睡前散步、春月散步之分。

・清晨散步——是散步的好時間，或在庭院之中或林蔭大道均可。最好在樹林較多的地方效果更佳，空氣清新，氧氣濃度較高，可調氣血而爽精神。應避免在車輛、行人擁擠的交通要道地方去散步，因為噪音和廢氣對健康不利。

・食後散步——《老老恆言》說：「飯後食物停胃，必緩行數百步，散其氣以輸於脾，則磨胃而易腐化。」……《琅環記》曰：「古之老人，飯後散步，欲搖動其身以消食也，故後人以散步為消遙。」

・睡前散步——環境宜安靜，以使心神寧靜，產生怡和舒適的感覺。入睡困難者，可快步行走十五分鐘，而對情緒尚在興奮之中的人，則以慢步為佳，久而行之，常可起到較好的安靜效果。

・春月散步——春天是萬木爭榮之季節，人也隨春生之勢而動，春季之清晨散步是適應時令的最好養生法，衣著要寬鬆保暖，步履和緩有序，情緒要暢達，可以養肝益年。

(2) 爬山：爬山是鍛鍊老年人心肺功能的最佳選擇，它對於體質較好的中老年人的健康維護作用更明顯。爬山的高度、時間要結合個人的健康情況制定，每週進行一至二次爬山鍛鍊就會產生強身效果，如能結合旅遊活動則更佳。近年來中國京城離退休老人興起了爬山健身熱潮，不僅對於健康老人的運動鍛鍊極為有利，而且對於某些疾患的康復期和許多慢性疾病的治療有益。例如爬山對腦中風康復期患者可大大降低復發率，對高血壓患者得到有效控制，對糖尿病，通過爬山病情有明顯好轉。

對於缺乏爬山條件的城市居民，登樓梯爬樓運動也是鍛鍊心肺功能的最便利和有效的鍛鍊。每天練習次數、樓梯級數、速度、間隙時間，均應根據個人的年齡體質情況來選定自我掌握。

(3)**跑步：**跑步是健康老人的一項強身專案，較長距離或長時間的慢跑是一種耐心性有氧代謝運動，對提高人體的心、肺功能效果最明顯。經常參加跑步的老年人可使心率減慢，而且平穩，血壓平穩，肺活量增大，因此，它是一項很好的鍛鍊體質、強身益壽的運動。

有氧代謝運動的作用在於：

①有氧代謝運動功能增加血液總量——氧氣在體內是隨血液供應到各個器官組織中去的，血量提高也就相應增強了氧氣的輸送能力。

②增強肺功能——有氧代謝運動使鍛鍊者的呼吸加深加快，從而提高肺活量，提高氧氣吸入的能力。

③改善心臟功能，防止心臟病發生——有氧代謝運動使心肌強壯，每次排出更多的血液，並提高血液中對冠心病有預防作用的「好膽固醇」（高密度脂蛋白的比例）。

④增加骨骼密度，防止骨質疏鬆——隨著年齡增長，人體骨骼中的鈣逐漸丟失，因此老年人容易骨折，有氧代謝運動可有效防止鈣的丟失。

⑤減少體內脂肪，預防與肥胖有關的疾病——如果堅持每天兩次快步行走（每分鐘走一百二十米）每次二十分鐘，兩週即可減半公斤體重，一年減十二公斤純脂肪。

⑥改善心理狀態，增加應付生活中各種壓力的能力——一個人缺乏運動時，常感疲勞，情緒抑鬱，記憶力減退，甚至喪失工作興趣，有氧代謝運動，可奇蹟般地扭轉這種狀態，使人精神飽滿，情緒放鬆。

應該特別指出的，並不是任何運動都有益於健康，有氧代謝運動才是增進健康的最佳方式，而有氧代謝運動必須達到一定運動量才能達到預期效果。自身體格能否承受？實施前應做一次全面體驗，這對於四十歲以上的人尤爲重要。不要漏查運動心電圖。如果發現有心臟缺血現象，就應在醫生指導下運動。嚴格謹防過度運動，因爲體力活動不僅帶來益處也具有風險，最常見的風險多與骨骼肌損傷有關，損傷的風險性隨運動的強度、頻度、時間的增加而加大。不同的運動形式引起的損傷的風險也不一樣，較爲嚴重但罕見的運動併發症，是心肌梗死或心臟性猝死。

(4)**游泳：**游泳是種全身運動，比較適合於老年人的健身鍛鍊。可以選擇江河、湖泊、大海及室內游泳池進行，只要水質良好，沒有嚴重的環境污染就可進行游泳鍛鍊。游泳是利用水的物理、化學刺激，對機體皮膚刺激血管的舒縮功能，促進血液循環，以加強心肺的功能。游泳還可利用水中的壓力，增強肺活量，從而改善心肺功能。游泳是一種節奏感很強的運動，利用水中的浮力，有利於關節的靈活性，游泳消耗能量較大，促使肌肉發達，保持體型健美，肥胖者可降低體重，游泳還有延緩皮膚老化進程和預防某些皮膚病等作用。

一般來說，老年人游泳速度不宜過快，時間不宜過長，有條件者最好每天一次，或每週鍛鍊不少於三次，游泳的路程最好不超過五百公尺。下水前應先做準備活動，水溫不宜太低，因爲突然進入過低的水溫時，血管會突然收縮，血壓突然升高，容易導致心腦血管疾病發生意外。對於身體素質較好並有冬泳訓練和冷水沐浴經驗的老年人，可適當參加冬泳鍛鍊，以提高機體禦寒抗病能力。

(5)**騎自行車：**騎自行車也是一項全身性運動，它對於肌肉系統，尤其是對腿部肌肉的鍛鍊更爲明顯，同時也可增加肢體和關節的柔韌性和靈活性，還可增強身體其他各系統器官的功能——如激發新陳代謝旺盛，心臟收縮力增強，肺活量增加，增進食欲，促進消化等。近年興起騎自行車旅遊，既可鍛鍊身體、磨鍊意志，又飽覽大自然美好的風光，確是一件兩全其美的事。

由於自行車運動對人體健康有極良好的作用。中國是自行車王國，每天有幾億人騎自行車上下班，既鍛鍊了身體，又節省了能源，避免環境污染。此項運動在歐洲也很盛行。現在醫院、療養院以及大賓館的健身房都把自行車作爲醫療體育的一種康復手段，提供健身和供給慢性病患者進行功能性鍛鍊更有利於疾病的康復。

(6) **球類運動**：適於老年人進行鍛鍊的球類運動有健身球、乒乓球、羽毛球、檯球、門球及高爾夫球等，可根據個人興趣和愛好來選擇。

①健身球——這是一種趣味和娛樂性的器械運動，它起源於山核桃，古人置於手中運轉以祛病延年。有空心鐵球、石球、玉球等。鍛鍊時，手持兩個健身球順時鐘或逆時針方向有節律地轉動，每次可練十餘分鐘，每天可練數次。健身球主要增強手指、腕關節的韌性、靈活性和協調性，可增強指力、掌力、腕力，對預防老年人手抖、掌指和腕關節僵直有好處。俗話說：「十指連心。」健身球作用於手掌穴位，可放射性調節大腦中樞神經系統的功能，起到健腦益智、增強記憶力、消除精神疲勞的作用。還有舒筋活血、強筋健骨、強壯內臟的功效。

②乒乓球——可增強四肢、腰部和胸部肌肉的力量，提高耐久力，有效地增強內臟功能，延緩衰老。進行乒乓球鍛鍊在於強身健體，而不是爲了比賽的勝負。

③羽毛球——器材簡單，攜帶方便，容易掌握，室內外均可進行，運動量可大可小。適於老年人鍛鍊。通過鍛鍊可增強腰背、腹肌和四肢肌肉的力量，提高大腦皮質的興奮性，小腦的靈活性、協調性，有益智健腦的作用。

(7)**太極拳：**武術運動歷史悠久，它是我國的文化遺產之一，深受老年人的喜愛。武術內容非常豐富，百種拳術和數十種刀槍劍棍等器械對人體各不相同。無論是練拳還是舞劍都對人體提高神經系統的強度、均衡性、靈活性功能作用極大，對於呼吸、循環系統也有良好的作用。老年人打拳舞劍最好選擇太極拳和太極劍。因爲太極拳（劍）動作緩和、緩慢、圓滑、舒展，運動強度和運動量較爲適中，練習後不會出現代謝功能的激烈反應。

「太極」指萬物的原始「混元之氣」。其動而生陽，靜而生陰，陰陽二氣互爲其根，此消彼長，相互轉化，不斷運動則變化萬千。因而太極圖呈渾圓一體、陰陽合抱之象。太極拳正是以此爲基礎，形成各種動作，意守於內，以靜御動，用意識引導氣血運於周身。如環無端，周而復始。可見「太極拳」就是以「太極」哲理爲依據，以太極圖形組編動作的一種拳法。其形在「太極」，意在「太極」，故而得名「太極拳」。

中醫學認爲，經常打太極拳之所以健身，是因爲此項運動能通經絡、補正氣。當太極拳練到一定程度後，便產生腹鳴、指麻等體內行氣現象，再堅持練習到一定功夫便可通任、督、帶、沖諸脈，同時增加丹田元氣，使人精氣充足，神旺體健。

練太極拳時要求精神集中，講究「用意」做到手、腳、軀幹等身體各部協調配合，還要求內臟器官與外形動作很好配合，動作完整一氣，上下動作相隨，前後連貫，連綿不斷。堅持運行這種協調配合的鍛鍊，對大腦是一個良好的訓練，能使大腦皮層產生適度的興奮，一方面增強神經系統對各器官系統的調節作用，另一方面也抑制了大腦皮層中某些慢性病灶的興奮，起著積極的恢復和醫療的作用。

太極拳運動要求呼吸自然，有意識地與動作適當配合，並儘量做深呼吸，可增強呼吸效果，加速了血液與淋巴的循環。打太極拳的過程，很多動作姿勢要求氣向下沉，可增大膈肌活動的範圍，有助於胃腸的蠕動，對肝臟也起到按摩作用。打太極拳要求上身端正，步法穩健，動作輕靈，能使人養成良好的身形。鍛鍊有力的下肢，提高關節、韌帶的靈活性和柔韌性，這對人保持青春、防止衰老的作用，另外能增強體質，對高血壓、神經衰弱、胃潰瘍、肺結核、關節炎及慢性心臟病等疾病有較好的輔助醫療作用。

(8)**跳舞與保健操：**體育舞蹈是集健身性、自娛性和表演性融於一體的獨特的鍛鍊方式，它將體育與舞蹈和諧地揉和在一起，以感人的藝術魅力迅速風靡了全世界。其中健美操強調「健、力、美」的結合。各種音樂舞蹈對發展肌肉、舒鬆筋骨關節、促進心肺功能、塑造體型、陶冶身心是大有好處的。音樂舞蹈的鍛鍊對體型的節奏訓練、拓展人的動覺智慧、提高整體的綜合智力水平、對老年人的動作協調、反應敏捷有重要意義，對防止老年性癡呆症有顯著作用。由於融合音樂、舞蹈、造型、節奏於一身，能激起人們的審美意識和感情體驗，從而使藝術鍛鍊形式產生特殊的醫療功效——抗病延年的作用。

老年人適當參加跳舞、保健操，不僅能鍛鍊身體，消除疲勞，擴大交往，增進友誼，而且直接感受到音樂的陶冶，得到美的享受，培育高尚的情操。關鍵是重在參與，參加就會有益。但應注意的事有：

①跳舞的舞步正確，舞姿要優美。

②跳舞要講究風度。

③要講文明和適度。

四、旅遊及娛樂保健

(一)旅遊

旅遊是一項非常有意義的健身運動。過去認爲旅遊就是「遊山玩水」，往往賦予貶義，在現代城市人的生活中，它卻是一種積極的休息方式和陶冶身心和最佳選擇。不論是登高望遠、江湖泛舟，還是綠洲漫步，對於身體來說都是一種鍛鍊。旅遊對中老年人來說，其興味並不亞於青年人。祖國的大好錦繡河山、悠久的歷史文化、豐富多彩的民風民俗、美景地、各地風味小吃，國內外的人文景觀更是美不勝收，這些都會給中老年人的生活增添新的樂趣，對於人們的身心健康和情感世界具有良好的調節作用。

辛苦了一輩子的中老年人通過參加旅遊活動，可以開闊眼界，明白事理，瞭解歷史，認識人生，擺脫煩惱，增進對生活的信心。我們每個人所生活的環境受地理空間限制而不可能對外面的世界很熟悉，走出家門，看看外面精彩的世界，既可開闊視野又可強身健體。旅遊是一種人類美學的享受。國內外的旅遊勝地都是山清水秀、樹木成林、鳥語花香、風景優美的地方，那裡的空氣新鮮、純淨，美景如畫，令人心曠神怡。把人們帶進令人陶醉的大自然的境界，往往可以觸景生情，使其心情格外舒暢，好像變得年輕了，還可以有效地緩解緊張的情緒和社會交往中的壓力，有利於提高大腦的思維、記憶、分析和綜合的能力，進而提高工作和生活的效率。

古人云：「行千里路，破萬卷書。」就是說，旅遊和讀書都是獲得知識的途徑。旅遊能開闊人的眼界，豐富知識。事實上，大自然本身就是一本無所不包的大百科全書，旅遊時看到祖國壯麗的河山，體驗各族人民的文明發展的歷史聖蹟，在豐富多彩的自然、人文、歷史景觀上遊覽就好像走進一座巨大的博物館，瞭解世界各地各民族的風土人情、文化藝術、飲食習慣等知識增添新的直覺內容。旅遊有益於身心的調養活動，當身處蒼翠幽谷的叢山峻嶺，會使人神清意爽。在變幻莫測的雲霧山中，會使人體態飄飄然，當眺望那無限美妙的景色、聆聽蟬鳴鳥語之時，會使人產生無窮的遐想。看那終年不息的江河奔騰，觀賞那奇山怪石，精神獲得一種享受。無論登山涉谷，或是玩水，可以鍛鍊腳力和心臟，起到強壯筋骨，促進血液循環，增強新陳代謝，可以提高身體抗病能力和對外界環境適應能力。

㈡ 垂釣

釣魚是一種戶外活動，也是一種高雅的娛樂和積極休息方式。垂釣在我國已有幾千年的歷史，許多名人賢達作為閒暇生活中的樂趣。如姜太公釣魚——願者上鈎，傳為佳話。垂釣可以修身養性。一般老年人喜靜不喜動，坐於草木叢中，目視碧波蕩漾，鼻聞野草芳香，呼吸清純的新鮮空氣，令人心曠神怡。全心觀察磨練耐心，能平降肝火，解除燥熱之性，非常有益。垂釣遠足水邊，無論步行，還是騎車前往，本身是一種身體鍛鍊。無魚上鈎時培養耐心，樹立信心。期待魚兒上鈎時，垂釣者那樣自趣、自樂、自歡，什麼煩惱、憂愁、孤獨都忘得一乾二淨。因此，對人的精神情操是很好的陶冶。站在河畔池邊，面對水面，沐浴著和煦陽光，悠閒垂釣，使自己融入在大自然中，達到專心致志、清心寡欲的境界，從而感到其樂無窮。

對於現代人在獲得相當充足的物質享受的基礎上，越來越多的人追求美好的精神享受，追求內心的平靜，至高的歡愉。垂釣運動就是一種自我提升、自我改善心靈的活動場所。

垂釣保健應注意安全，防曬，避免過勞；患有風濕病患者不宜參加此項活動，以免使病情加重，身體不適。

㈢ 養花

花卉是人人都喜愛的，花是大自然的美的使者。花的色彩五彩繽紛，千姿百態，豔麗芬芳，令人心曠神怡，能給人以美的享受。中老年人栽培花卉盆景是生活中的一大快事。養花對人體身心具有良好的調節作用。鮮花有沁人心肺的芳香，使人賞心悅目，情志調暢，頭目清爽。在居室內放上幾株花卉，或在庭院種植一些花卉、盆景，可以豐富和活躍家庭的文化生活，使生活增添情趣，使居室變得更加豐富，增添生活美，激勵人對生活的熱愛，消除老年人夕陽西下的遲暮感。研究證實，經常觀賞盆景、鮮花，可使那些情性急躁的人變得溫順多情，心情不好的人變得爽朗愉快，消沉的人變得積極向上。養花種盆景既是體力勞動鍛鍊，也是文化藝術修養的體現。

生動別致的盆景，給人以生命的感染力，使人賞心悅目、童心不泯，從而延年益壽，返老還童的效果。專家指出，賞花可以煥發人的青春，增強人的活力，減少身心疾病的發病率，對心臟血管疾病也有好處。花還有藥用價值，如菊花能提神醒腦，金銀花能殺菌、抗病毒，百合花的香味可治糖尿病，水仙花、豆蔻花的香味能治胃病，仙人掌、秋海棠、文竹能分泌殺菌素。環保專家發現，在綠色環境地帶活動能消除疲勞，消除緊張情緒，使皮膚溫度降低，脈搏減緩，呼吸均勻，嗅覺、聽覺和思維活動的靈活增強。栽花種草、培植盆景，除了美化環境外，對淨化空氣有益。花草能吸收空氣中的二氧化碳，放出氧氣，減少污染，潔淨空氣對人體身心健康有裨益。有人報導，鮮花的香味中，含有一種能殺菌的芳香油性物質，它通過人的嗅覺神經傳入大腦皮層，使人產生「沁人心脾」的特殊感覺，從而使人心情舒暢，氣血調和。盆景藝術是活的藝術品，是藝術與技術、自然美和藝術美的融洽，它源於自然又高於自然、高於生活，是大自然的縮影和再現。觀賞製作精美的盆景，可使人身臨其境，產生詩情畫意的意境而達到增進文化修養的效果。

(四) 音樂

音樂是通過人體的聽覺器官感知，對人的情緒有特殊的感染力。古代養生學家及醫學家早已認識到音樂具有感化人性情的作用，歷史上有韓信悲歌散楚兵的故事，說明音樂影響人的情緒行爲。現代人生活離不開音樂，音樂給人們注入了活力，音樂給人們以美的享受。不難相像，如果沒有音樂，世界會變成什麼樣子呢？

音樂對人的神情具有特殊的影響力，選擇適當的音樂可以收到一定的醫療效果，不適當的音樂則可使人致病。當聽到雄壯的進行曲時會感到精神抖擻，鬥志昂揚，熱情奔放；優美動聽，節律明快的樂曲沁人肺腑，心曠神怡，使人全身鬆弛，緩和緊張，清除疲勞，調節內臟和軀體具有鎮靜、降壓、止痛的作用；當聽到節奏緩慢，曲調低吟悠然，旋律柔綿、婉轉的樂曲，具有鎮靜安神、寧心除煩的作用，可清除緊張、焦慮的情緒；節奏委婉、旋律低沉、曲調淒切悲傷的樂曲，具有抑制憤怒暴躁、減輕亢奮的作用，可消除情緒激動易怒和克服粗野的言談。此外在音樂伴奏下做體操時，隨著抑揚的旋律，使人增加健康美的感受。中老年人聽適宜的音樂，可豐富感情生活，享受美的樂趣達到調和血脈、頤養五臟的作用。

古代醫學家認爲：「看花解悶，聽曲消愁，有勝於服藥。」古人認爲五聲音價中的宮商角徵羽五音，分別對五臟有不同的調節作用。優美動聽的旋律對人的神經系統產生良好的刺激作用。和諧的樂曲可促進神經系統的調節功能，從而調整內臟的生理活動。歡樂明快的樂曲對於消除精神抑鬱、急躁易怒、心神不定的作用，尤其對神經衰弱、胃腸功能紊亂、高血壓、更年期綜合症、癔症有很好的效果。優雅的音樂能幫助消化；提高副交感神經的作用，促進消化吸收，推遲大腦的衰老，喚回失去的記憶的作用。老年人聽幼時和年輕時熟悉和喜歡的音樂時可產生無限美好的遐想，對老年癡呆症有良好的康復作用。現代研究發現，音樂能降低血壓、基礎代謝和呼吸頻率，減少人體對工作、生活壓力的生理反應，控制心率，減少感染的危險。音樂所以能治療疾病的原理其一是心理作用：當一個人專心致志地欣賞樂曲時，必然會排除雜念，忘卻一切其他瑣事，這對控制精神、神經系統疾病大有好處，它可使緊張疲勞的神經系統得到鬆弛，從而更好地發揮其功能。其次是物理作用：當音樂的頻率、音量和節奏傳入聽覺中樞神經後，常常與人體內相適應的振動頻率和生理節奏相適應而起共鳴反應，這種反應可激發人體的潛能，使身體的某些部位由靜態轉爲動態，從而發揮物理作用。現代醫學研究表明：輕鬆、歡快的音樂能使人體分泌一些有益於健康的激素，酶、乙酰膽鹼等活性物質，從而調節血流量和興奮神經細胞，改善人的神經系統、心血管系統、內分泌系統和消化系統功能，增加肺活量。

人們欣賞音樂是一種審美活動，從形式到內容，全面去理解的過程就是欣賞，就能調劑精神。音樂家比其他職業的人壽命長，是大腦皮層中的「音樂中樞」所受到的良性刺激較多有密切關係，他們的情緒活躍，有利於長壽。

(五) 飼養寵物

飼養寵物，包括養犬、養貓、養鳥以及其他具有生命活力的寵物。隨著現代社會節奏加快，人群老年化傾向的出現，經濟的快速發展，物質生活的獲得越來越充裕的基礎上，現代人越來越重視健康與長壽，但是不再只重視「身體」健康，而且更加重視精神、心靈對身體的影響。人們追求的目標除了房子、汽車、科技新鮮貨外，更加追求一種安全快樂的家庭和平靜的心靈境界，飼養寵物活動自然越來越受到老年人的接受和看重。

1. 寵物犬

犬是富有感情的家畜，牠聰明、善解人意，對主人的絕對忠誠而獲得老年人的喜愛。犬通人性，不虛僞，只要你眞心愛牠，牠是不會辜負你的，和牠交朋友是絕對可依賴的。古今中外流傳著許多人犬情深的故事。

飼養寵物犬的好處在於：退休後的老年人面臨的最大的心理障礙是孤獨感的問題。兒女上班，早出晚歸；孫輩上學，無人陪伴。老年人孤獨在家是最難熬的，通過飼養寵物不僅手中有事可做，更可以和寵物進行語言乃至感情上的交流。飼養寵物的人一般有早晚帶寵物外出遛達的習慣，是一種充滿情趣的強身運動，到室外鍛鍊對老年人的體質改善大有好處。當人們面對現代充滿競爭和繁忙的工作生活壓力，容易出現煩躁和焦慮症狀，而寵物犬、貓的最大特長是能眞情去熱情歡迎、順從討好主人，從而往往可以化解寵物主人的一切煩惱和焦慮，發揮「情感緩衝劑」的作用。另外，寵物對家庭內部全體人員表示友好感情，而不會去得罪、傷害任何家庭成員，往往得到家庭全體成員的寵愛。它可以作爲仲介而緩解夫妻和老少之間的各種內部矛盾，防止關係惡化。有些犬由於身姿優美，供人觀賞玩耍，也可伴人排遣寂寞，居家看守門戶，外出能捕獵捉賊，等等功能。因而倍加受人寵受。

2. 寵物貓

養貓不僅可以作爲捕鼠看家，消除鼠害，將貓作爲寵物飼養則爲當今老年化社會裡的一項內容。退休老人選擇貓作爲家庭伴侶動物日漸增多。國外報導，冠心病患者如選擇貓作伴，有利於祛病延年。美國賓州大學動物與社會研究中心調查了費城等幾個大城市的研究觀察表明：一年中沒有養貓作伴的病人死亡率高達百分之二十八點三，而養貓作伴的病人死亡率爲百分之五點六。

養貓如果不注意衛生，特別是人貓同床者，可以共患四十多種疾病，如弓形蟲病感染可以造成孕婦早產、流產、死胎或畸形怪胎，嚴重影響優生和母嬰健康。

3. 籠養鳥

家養鳥具有極強的觀賞價值，包括其叫聲美、姿態美和動作美方面。其中畫眉、百靈、雲雀的動聽叫聲，還有色彩繽紛的形態，伴著翩翩起舞，抖動翅膀，美不勝收。有些鳥如八哥、鸚鵡能學人言獸語，黃雀、金翅、牛頂雀可以接物、戴面具、撞鐘等許多滑稽逗樂性的表演，令人大笑開懷。對於退休在家的老人，養鳥可以驅走孤獨寂寞、單調無聊，給生活增添不少情趣，使晚年生活更加充實愉快。每日清晨的溜鳥、散步、晨練，更是一種廣交鳥友、怡神怡體、增進身心健康的活動。

五、養生與按摩

按摩，又稱推拿，就是在人體穴位上施行各種手法，達到保健治病的目的。自我按摩又稱「主動按摩」，就是用自己的手做自身按摩。由於按摩簡便易行、平穩可靠，所以自古受到養生家的重視，將推拿按摩作爲益壽延年的方法，流傳下來，深受百姓歡迎。

祖國醫學的《黃帝內經》、《諸病源候論》、《醫宗金鑑》等著作中對按摩療法治病、防病、養生、保健的原理早有闡述，認爲它具有調節陰陽、疏通經絡、調和營衛、消腫止痛、活血祛淤、疏通氣血、強壯筋骨等作用。

中醫針灸學認爲，人身上有十二條經脈、八條奇脈，這些經脈之間有許多支絡、別絡，系絡互相連結，把人體各臟腑、器官聯繫起來。人體中的氣血猶如水，循著經脈運行，周流不息。如果經脈發生了故障，堵塞了道路，氣血運行不暢，人體就會生病，這就是「不通則痛」。排列在經絡上的一個個經氣聚集的地方叫腧穴。它們是反映經脈氣血運行情況的窗口。如人體發生疾病，在相應的經絡、腧穴上就會出現結節、索條、色斑、紅腫、異常的壓痛等變化，這時在相應的腧穴上給予一定的刺激，就能達到調整經脈氣血運行的目的，即所謂「通則不痛」。這就是爲什麼自我按摩能健身的道理。根據以上理論，再掌握些經絡、腧穴的知識，就可以有效地按摩保健，防病強身了。例如感冒初起鼻塞時，如用大拇指按揉迎香穴三至五分鐘，就可使鼻竅通利。如有慢性鼻炎，還可將唇嘴上端盡處的鼻通穴和兩眉頭內側端連接的中點即印堂穴，點按幾分鐘，每天堅持做幾次，就可以預防感冒的發生。如伴有發燒，在服藥的同時，還可在大椎穴，人低頭時，頸部最高的骨頭下面，反覆揉搓，直到皮膚潮紅、發熱爲止，即有降溫的作用。由於按摩大部是循經取穴後，再給予按摩，刺激相應穴位，這樣可使氣血循經絡而運行，防止氣血滯留，因而達到疏通經絡、暢達氣血之目的。實踐證明，適當的按摩手法可調節肌肉的收縮與舒張，使組織間的壓力得到調節，以促進損傷組織周圍的血液循環，增加組織灌血流量，從而起到活血化淤的作用。此外，推拿按摩後局部血脈暢通，組織營養得到改善，促進肌肉和骨骼的正常代謝，從而有強壯筋骨的功效。

(一) 常用的按摩手法

1. 按法：是用指、手掌、肘、足或其他器械按壓身體某一部位的一種方法，又可分爲指按法、掌按法、屈肘按法等。

操作時按的力量要穩穩地由輕而重，使患者感到一定的感迫感後，持續相當時間，再慢慢放鬆減壓，也可間斷性地一按一放，有節奏地按壓。按法常與揉法結合，組成「按揉」綜合手法，即在按壓力量達到一定深度時再小幅度地緩緩揉動，使手法剛中兼柔，既有力又柔和。

(1)指按法——是最常用的保健推拿手法之一，可開通閉塞、散寒止痛，還能保健美容。如按面部及眼部的穴位，可美容和保護視力。此法多在穴位或痛點上按壓使其發脹、發瘓得氣的感覺爲適度，待持續相當時間再放鬆。

(2)掌按法——用掌心或掌根按壓，用於面積較大的部位，如腰背、腹部。其特點是接觸面積大，刺激較緩和。

(3)屈肘按法——此法壓力大，刺激強，只適用於肌肉發達厚實的部位，如腰、臀部或環跳穴。操作時用屈肘時突出的鷹嘴部分按壓體表。

2.摩法：是用掌面或指面接觸穴位表面，從腕關節連同前臂做順時針或逆時針環形有節律的摩動。其作用力溫和而淺，僅達到皮膚及皮下。

(1)指摩法——用拇指的指面平伏在身體某部或穴位上做旋摩動。

(2)掌摩法——用手掌面接觸一定的部位做節律性的環狀旋轉運動。

(3)掌根摩法——用掌根的大、小魚際部著力在身體某一部位摩動，操作時掌根要觸及皮膚，各指微屈翹起，用腕力使掌根擺動，邊摩邊進。

(4)介質摩法——指膏摩法和蛋摩法。膏摩法，此法在按摩時，塗上中藥製膏，可防止病人的表皮損傷，又可使藥物和手法的功效相加。蛋摩法，是以蛋清介質，對穴位進行按摩，此法能使面部皮膚細嫩光滑而富有彈性，從而達到美容保健作用。

3.推法——是用指或掌在皮膚經絡上做前後、上下或左右推動的手法，可在人體各部位使用，其功能爲舒筋活血，促進血液循環，增高肌肉的興奮性。

(1)拇指平推法——用拇指的指面接觸皮膚，向一定方向推動，多用在背、頭、肩部。

(2)拇指指尖推法——又稱點推，即用拇指指尖在穴位上或在某固定點上推動，推的強度較大，患者有痠、脹，微痛的感覺，在穴位上推要有得氣感。

(3)拇指側推法——用拇指外側偏峰的部位接觸皮膚做長推或點推，用於小兒。

(4)掌推法——用手掌在身體上推拿，也可用雙手掌重疊向一定方向推進，常用在面積較大的部位。

4.拿法：此法用大拇指和食、中指端對拿於患部或穴位上，做對稱用力，一鬆一緊地拿按，爲常用的保健推拿手法之一，其有祛風散寒、舒筋通絡、開竅止痛功能，適用於頸項、肩部、四肢等部位或穴位，且常作爲推拿的結束手法使用。

(1)三指拿法——用拇指和食、中指提拿，適用於較小的部位。

(2)五指拿法——用拇指和其他四指提拿，適用於面積較大、肌肉豐隆的部位。

(3)抖動拿法——用手指提拿起肌腹後，做前後抖動三至五次後鬆開。

5.揉法：用手掌大魚際、掌根部分、手指羅紋面或指尖部分，吸定於一定部位或穴位上，做輕揉緩和的迴旋揉動，帶動該處的皮下組織，即爲揉法，是常用保健推拿之一。可寬胸理氣，消積異滯，活血化淤，消腫止痛，適用於全身各部。

6.抖法：用雙手握著患者的上肢或下肢遠端，微用力做連續的小幅度上下連續顫動，使關節有鬆動感。可舒展筋骨，滑利關節。常與搓法合用，作爲結束手法，使患者有一種舒鬆感覺。

7.掐法：用手指在身體某一部位或穴位處深深持續地掐壓的一種手法，可疏通經脈，鎮靜，安神，開竅，常與揉法配合應用。

8.撚法：用手指提起皮膚撚動皮下組織的一種手法，多用於皮膚張力不大的部位，運用時動作要靈活、快速，用勁不可呆滯，可理筋通絡、滑利關節的作用。

9.擦法：用手指或手掌在皮膚上來回擦的一種手法。有益氣養血、活血通絡、祛風除濕、溫經散寒的良好保健作用。

10.搓法：用雙手的掌面或掌側夾住一定部位，相對用力做快速揉搓，並同時做上下往返移動，有調和氣血，舒筋通絡，放弛肌肉，多用於四肢及脇肋部。

11.擊法：用拳背、掌根、掌側小魚際、指尖或用桑枝棒叩擊體表，稱之「擊法」，可舒筋通絡，調和氣血。使用時用力要快速而短暫，垂直叩打體表。拳擊法用於腰背及四肢部，掌擊法用於頭項、胸腹部，棒擊法用於頭頂、腰背及四肢部。

12.點法：用拇指頂端，或中指、食指、拇指中節點按某一部位或穴位，具有開通閉塞，活血止痛，調整臟腑等功能。

(二)常用的推拿保健穴位

穴，即腧穴，腧與輸通，有轉輸的涵義和穴孔隙的意思。腧穴是人體臟腑經絡之氣輸注於體表的部位，是增強和改善臟腑、經絡生理功能和病理變化的針灸體表刺激點。因此，腧穴與臟腑、經絡有著密切聯繫。如果在人體表的穴位上施以針、灸、按摩，就能防治所屬臟腑的某些疾病。同樣臟腑的某些病症又能在相應的穴位上有所反映，這樣能協助診斷，對防病保健起著重要作用。

1.中府穴：此穴在胸前壁外上方，前正中線旁開十九公分，平第一肋間隙，有宣肺理氣，止咳平喘，可消泄心肺之熱，對增強肺臟功能有一定保健作用。

2.合谷穴：此穴在手背第一、二掌骨之間，給平第二掌骨中點處，有醒腦開竅、疏風、清熱、鎮痛通絡功能，是重要的保健穴之一，時常按摩或針刺，可長壽。

3.曲池穴：此穴位於肘外輔骨，曲肘時，肘橫紋盡頭便是，有清熱利濕、祛風解表、調和營衛。實驗表明，具有調整血壓、固齒、離止視力減退之功效。

4.迎香穴：此穴位於鼻翼外緣中點旁開一點六公分處，有清熱散風、通鼻竅，對鼻塞、口渴、膽道蛔蟲有較好防治作用。

5.足三里穴：此穴位於臍眼下十公分，脛骨外大筋內，爲全身性強壯穴，有健脾胃，助消化，提高人全免疫機能和抗病機能。日本有人提出：「每月有十日灸足三里，壽可至二百歲。」日本滿嚴先生一家五口人均活百歲以上，自認爲其原因係祖傳「三里灸」所致。

6.三陰交穴：此穴位於足內踝高點上十公分，脛骨內側面後緣，有增強腹腔諸臟器，特別是生殖系統的健康有重要作用。

7.胃俞穴：此穴位於第十二胸椎刺突下旁開五公分處，有和胃理氣、化濕消滯、增強後天之本的保健作用。

8.脾俞穴：此穴位於第十一胸椎刺突下旁開五公分處，具有健脾利濕和胃降逆作用，是人體氣血化生之源。

9.肝俞穴：此穴位於第九胸椎刺突下旁開五公分處，有舒肝利膽、養血明目功能。

10.心俞穴：此穴位於第五胸椎刺突下旁開五公分處，有寧心安神、寬胸止痛功能。

11.肺俞穴：此穴位於第三胸椎刺突下旁開五公分處，有宣肺、平喘、理氣功能。

12.湧泉穴：此穴位於足底前三分之一與後三分之二交界處，有寧神、開竅、清熱功能，是常用的保健穴。

13.太溪穴：此穴位於內踝與跟腱之間凹陷中，有壯腰、健骨、益腎功能。

14.風池穴：此穴位於胸鎖孔突肌和斜方肌之間平風府穴，有聰耳、明目、醒腦開竅、紓風解熱功能，對神經衰弱、落枕、中風、耳鳴等有一定防治作用。

15.關元穴：此穴位於臍下十公分處，是保健要穴，有溫腎固精、補氣回陽、強壯身體的作用。

16.氣海穴：此穴位於臍下五公分處，有升陽補氣、補虛固本、強壯身體功能，是保健要穴。

17.命門穴：此穴位於第二腰椎刺突下取穴，有大補腎陽之氣、固精壯陽功能。

18.十宣穴：此穴位於十指頂端，距指甲零點三三處，有清神志、利咽喉，是保健奇穴，對昏迷、中暑、熱病、指端麻木、暈厥、咽喉腫痛有較好的治療作用。

(三)怎樣進行自我保健按摩

1.摩腹延年

摩腹運動對整個消化道是一個有益的刺激，可使胃腸道蠕動加快，功能加強，大便通暢，從而保證內環境穩定，血中膽固醇、肌酸等有害物質迅速消滅，血液變得潔淨。摩腹一般在晚睡前及晨起後進行，先排空大便，揉摩時站立或仰臥均可。摩腹時要排除雜念，意守丹田，精神集中，將左手重疊於右手背上，雙手一起動作，按順時針方向揉摩胃脘部約一百二十次，再向下移臍部順時針揉摩一百二十次，然後順時針和逆時針方向各揉摩全腹一百二十次。

2.擦腳心有益健康

腳是身體的「第二心臟」，腳的健康不但關係到身體健康，還關係到人的壽命。俗語說：「人老先從腳上老。」腿是身體的支柱，腳是腿的根基，腳不衰老，腿也不會衰老。

可先用溫水浸泡擦乾後，先擡起左腳，擱在右腿上，左手扳拉腳趾，右手擦腳底，以腳底心前三分之一處凹陷處的湧泉穴爲中心，擦的範圍擴大些，擦至發熱爲止，然後用同法擦右腳，反覆交替。

3.常摩頭皮好處多

按摩頭皮能刺激頭皮上的毛細血管，使它擴張變粗，血液循環旺盛，供給大腦組織更多的養料和氧氣。大腦的營養充足了，精力就會更加充滿沛。頭皮血運改善了，有利於頭髮生長發育，防止脫髮和變白。老年人經常按摩頭皮能延年益壽。

該方法簡便易行，立位、坐位、側臥均可。按摩時將左手或右手的五指伸開，用手指頭肚在頭皮上輕輕按摩，先前後方向按摩，再左右方向按摩，最後轉圈按摩，一般五至十分鐘即可，每天早晚各一次。

4. 常常捶背好

背部是督脈和足太陽膀胱經的循行之處，按摩、捶打背部，可促進血氣運行，和調五臟六腑，舒筋活絡，益腎強腰。

兩腿開立，全身放鬆，雙手半握拳，自然下垂。捶打時，先轉腰，兩拳隨腰部的轉動，前後交替叩擊背部及小腹，左右轉腰一次，可連續做三十至八十次。叩擊部位，先下後上，再自上而下。也可採取他人捶打法：捶打者用雙拳沿脊背上下輕輕捶打，用力大小以捶擊身體震而不痛為度，從上而下為一次，可連續打擊五至十次。

5. 健耳宜作「鳴天鼓」

中醫認為，耳是腎之外竅，通於腦，是人的聽覺器官。古代養生家認為，鼓膜經常不活動就易老化，致使聽力下降，主張經常使耳道鼓氣，以使耳膜震動來保護聽力。

用雙手掌心緊緊地按住兩耳孔，五指置於腦後，然後用雙手中間三指輕輕叩擊後腦部二十四次，或將兩手食指各壓在中指上，再用食指向下滑彈後腦部二十四次，然後兩手掌按住耳孔，再驟然放開，可連續開閉幾次。

6.多做健鼻推拿好

鼻子是呼吸道的門戶，而呼吸功能對人體生命中是至關重要的，常做健鼻推拿有利於鼻的功能正常發揮。可做擦鼻，用雙手拇指的指背中間一節，相互摩擦生熱後，摩擦鼻樑兩側二十至三十遍，使表裡俱熱。刮鼻，用手指刮鼻樑，從上至下數十次，動作要輕柔，切忌動作粗暴，或摩鼻尖各數十次，這樣可增強鼻部氣血流通，防治鼻病。

7.齒宜常叩

牙齒與人類的語言、美觀及咀嚼的關係十分密切。從醫學角度講，牙齒的主要作用幫助食物消化。一個人一生大約要消耗四十多噸食物，這項艱巨的任務，首先是由牙齒完成的。中醫古籍中說：「百物養生，莫先口齒。」牙齒的保健法很多，叩齒是易行有效的方法。操作時，思想放鬆，口唇輕閉，先叩臼齒五十下，再叩門牙五十下，再叩犬齒三十六下，早晚各一次。

8.目宜常按摩

眼部按摩可使局部氣血通暢，減輕眼的疲勞，調節眼肌的緊張狀態。其操作方法，可用雙手中指端按兩側太陽穴，旋轉揉動，或雙手食指點壓雙眼明穴，或雙手沿眼眶旋轉揉動十次。

六、養生與夫妻生活

(一)夫妻生活保健

老年是人生的重要階段，也是夫妻關係發展的重要時期。怎樣善始善終地搞好夫妻關係、圓滿地實現白頭偕老，直接關係到老年婚姻的和諧幸福。大量事實證明，夫妻和睦、家庭關係融洽，有益延年益壽。

1. 夫妻相處之道

夫妻之間從相識相戀開始，彼此相互瞭解，培養感情，由戀人發展到愛情，最後共同走入了結婚的殿堂，結爲夫妻關係，表明雙方從外表到內心做到了一定程度的「相知」。婚後長時間的感情滲透，終日相守，彼此間達成了最大的默契，感受到心心相印的心理。夫妻相伴在漫漫的人生路上的風風雨雨，其間的酸、甜、苦、辣各自都有品味，數不清的煩惱與歡樂在彼此心中留下的難忘印象，包含著初婚歲月的陶醉、日常繁重的家務令人心煩，還要肩負家庭和社會性的千斤重擔，當然也會有矛盾與衝突、痛苦與不快，總是靠著兩顆眞誠的愛心把困難踏於腳下，手牽著手翻過患難的籬笆，渡過生活中的一道道難關。每當回首過去，倍覺親密自豪；展望未來，夫妻更加信心百倍。在現實生活中，絕大多數人都希冀百年和好，白頭偕老。人進入中老年期後，隨著生理年齡的逐步增加，身體各器官各系統都在逐漸老化；隨著個體社會地位和生活環境的改變，中老年人的心理情緒方面也發生改變。一方面是家庭環境的變化對老年人心理的負面衝擊效應——壯年時上有老、下有小，既要操勞父母的身體又要操心兒女的成長，還要承受工作和社會的壓力，到老年兒女自立門戶，老人對兒女的牽腸掛肚之心增加精神上的壓力，若兩老只餘其一，則憂鬱和孤獨感便會形影不離，「舉杯邀明月，對影成三人」的淒涼情景對老年人的心理健康產生巨大的影響。另一方面，社會環境的改變給老年的心理造成的創傷——退休老人離開了原來的工作崗位後，難免對往日的朝朝暮暮產生留戀，昔日「眾星拱月」，而今「門可羅雀」，怎能不叫他們心如止水、無動於衷呢？就一般老人而言，昨日還起早貪黑，今朝卻空閒無事，教師離開了他們的學生，工人離開了他們的機床，醫生不再為病人動手術、開處方解除患者的痛苦，工程師不再去設計、繪圖，整天關閉在個人的小天地之中，老夫妻終日相守，你看我，我看你，孩子離去造成的「空巢」之感、失落疏遠感，加上社會及生活的交往的範圍越來越小，過去的朋友，現在有的死去了，有的身體不佳，有的覺得彼此無話可談，在小屋內兩人世界要麼相對無言，要麼發脾氣或爭吵，老年人的自尊心一般都較強，所以出現了矛盾，還不太容易和解，造成感情裂痕的事經常發生。近來年，老年人離婚案持續上升。據統計，老年離婚案占離婚總數的百分之八至十。從這個數字看，如果不重視老年夫妻關係溝通，那麼老年婚姻的穩定就會受到極大的影響，甚至於走向勞燕分飛的境地。

2.夫妻和睦養生

⑴互通感情——交流思想、互通感情，是達到夫妻和睦的主要途徑和基礎。為了掌握交流技巧，使語言的交流轉化為情感的交流，應注意：①經常通過自己的言行來表達「我離

不了你」。表面上，也許對方會對你的表示無動於衷或不好意思，只要對方不是一味拒絕，就應一如既往。②當對方的工作幹得出色時，要加以讚揚，並表示祝賀；當遇到失敗時，要好言相勸，盡力安慰；當受到對方的照顧和體貼時，也別採取理所當然或漠然處之的態度。③讓對方瞭解你的歡樂和憂愁，在情緒低落或被人誤解時，如能對老伴做一番傾訴，往往能使老伴意識到你相信他的能力；在高興時，如能將歡樂溢於言表，讓老伴分享，這無疑會加深彼此恩愛之情。④不要一味批評對方，也別對老伴所作所爲採取不屑一顧的態度。你認爲微不足道的事，而在老伴的心止中，也許是頗有分量的。⑤在公眾場合，要表現出在想著、關心著、愛著老伴，這樣會使其感到驕傲和愉快，從而銘記在心。

(2)寬宏大量——「原諒」一詞蘊藏著熱情，它有緩和、癒合、重歸於好和再生的力量。如果對方發現自己有過錯，並向你解釋，應盡可能地原諒對方。特別是對方因能力差，脆弱或膽怯造成過失時，更應加以寬恕，寬容對方的過錯，盡力挽回損失，變怨恨爲恩愛，使夫妻和睦如常。

(3)眞誠坦率——夫妻間的感情是建立在彼此信任基礎上的，任何欺騙都會動搖夫妻和睦。有時即使是無意的戲言，也會引起一連串的猜忌和懷疑，影響夫妻關係。夫妻應坦誠相待，增進情感交流，當然也要講究技巧，有時需要委婉，有時需要變換方式。

(4)擯棄嫉妒——在中老年人當中，確有一些人對老伴同異性的接觸想得太多、看得太緊以致吵架、鬧彆扭，甚至感情破裂。夫妻間的愛情不是「占有」，愛情是自由和自主的，越是自由和自主的愛情，就越完美。只有當最終承認不能占有另一個人時，嫉妒才會消失，才能證實忠貞不渝的愛情是牢不可破的。當一方存在嫉妒時，對方應設法解脫其嫉妒心理，同時也應坦城表示自己的「清白」。

(5)相互尊重——夫妻關係緊張，其原因往往不是什麼重大分岐而是一連串的零碎小事所造成的，如：隨意評論對方的言論，看不起對方；個人說了算，要對方言聽計從，聽自己指揮和擺弄；雙方商定的事不經商量就隨便改變等。

(6)回憶以往的甜蜜——美好的回憶，會像一把把「連心鎖」，使夫妻雙方的愛戀之心緊密相連，相互關心照顧，彼此愛護慰藉。

(7)憧憬美好的未來——嚮往幸福的生活，可以增進雙方的瞭解，也是促進夫妻和睦的一件法寶。

(8)毫不利已——雙方有勇於犧牲個人利益，使老伴過得比自己好的精神。

3.夫妻相處的藝術

心理學家及社會學家都認爲，夫妻之間的意向相同、態度一致是相對的、罕見的、暫時的，而意向不相同、態度不一致的時間是經常的、絕對的、不斷出現的，特別是性格不相同的夫妻更是如此。因此，爲了婚姻的美滿和家庭的幸福，夫妻相處要講究一些藝術。

(1)順從、服從、依從——夫妻生活好比兩條腿走路，關鍵是一前一後，互相配合，才能向前邁進。夫妻不會事事一致，總是一個提議或主張，另一人服從或順從。夫妻生活應當是相互服從、順從或依從的生活。誰正確就服從誰，既不把「嫁出從夫」當爲信條，也不能把

「妻管嚴」作爲時髦追求。只有這樣才不會使順從、依從偏離夫妻行爲，才能求得夫妻心理的穩定和諧，增強夫妻的親密感與內聚力，喚起雙方的責任心和義務感，共同發揮各自的優勢。

(2)認同——認同是心理上的不一致到一致的過程，它要求一方對另一方的特點、性格、行爲傾向由不適當到適應，由不贊同到默認、贊同。每對夫妻結婚時初期都有一個心理認同過程，即人們常說的「磨合」時期。由於共同生活的需要，夫婦的原有生活習慣也隨著發生改變。認同，不能以誰在家庭的能力高、地位顯赫來決定，而應以誰的思想、觀點、行爲、習慣、興趣符合社會規範，有益於家庭文明與夫妻關係的發展而定。

(3)客觀事物總是充滿著矛盾，夫妻生活也是如此——要和諧，就必須認識順應、同化、順從在夫妻生活中的重要性，絕不能把它看作是軟弱和委屈，也不能以此壓制或限制另一方。夫妻雙方只有在互敬、互諒、互幫、互學中才能駕馭起生活之舟，駛向幸福的彼岸。

(4)夫妻的健康監護——生活中，往往首先發現一些重要病症的不是患者本人，而是他（她）的最親近、最關心的人——妻子或丈夫。不僅如此，老伴還會幫助自己去戰勝疾病，增進健康。特別是步入老年之後，身體多事之秋，許多疾病，包括那些嚴重危害健康的疾病患病率都會顯著增加，因此夫妻互相做好健康監護就更重要了。如果夫妻間都能認眞做到這一點，不僅會儘早發現疾病，提高治愈癒率，還會減少疾病的發生，有益於健康長壽：

①可以及時發現夫妻倆身上的哪些異常變化，抓住早期治療的時機，例如檢查乳房發現有腫塊，就提示此部位有病變。「早發現，早治療」是根治癌症的一個關鍵環節。

②通過夫妻互檢，可以瞭解夫妻倆身體的基本情況，做到心中有數，正確對待。

③堅持夫妻互檢，對夫妻倆的體質有了客觀的認識，這樣可為制定合理的養生計劃奠定基礎。

應該說明，夫妻互檢是要學習一些醫藥衛生基本知識，否則互檢就無從談起，應該與健康普查相結合，並接受醫生的指導。只有這樣，夫妻互檢才能達到預期目的。

（5）如何消除夫妻間矛盾：

①理解——幾十年的夫妻生活，彼此已有了深刻的瞭解，生活中有了一些矛盾，還有什麼可斤斤計較！

②互補——夫妻雙方心理、生理上的差異是絕對的，既然有異質，就會有排斥，但巧妙調整即能達到互補。馬克思與燕妮的性格、年齡均有差異，然而，他們卻結成美滿的婚姻，原因是他們能互補。心理學家認為性格上的異質，反而能促進夫妻和諧。

③主動——包括主動防止矛盾和主動消除矛盾。應有溝通資訊、求得諒解；察己不足，看彼長處；一旦夫妻間產生矛盾，要主動讓步，會破涕為笑；不存芥蒂，恩愛如初。

④防激——如夫妻間發生了直接頂撞，矛盾激化了，要千萬留心，應保持沉默，或者躲開迴避，或者忍耐，或者轉移等辦法，來消除矛盾。

⑤相敬——夫妻之間要學會相敬如賓，作為丈夫應重視妻子的瑣碎微細事情；不要在妻子面前過分讚美別的女子；家庭的經濟採取分工合作制為妥，當眾爭辯時，不要令妻子失面子，要與妻子站在同一立場上；更不能對妻子表示煩惱。作為妻子應不要當眾愚弄丈

夫；不能把憤怒當作制服丈夫的武器；對丈夫的缺點要寬容，要用愛的魅力去改變丈夫原來形象；無論什麼事情不要固執己見，把丈夫當爲賓客看待。

(二) 夫妻性愛保健

老年人是否還需要性愛？社會上應該如何理解和重視老年人的性問題，這是現代社會上應該得到足夠關注的老問題。何謂性愛？性是人類和心理活動的本能，性愛和性行爲不單是爲了繁衍後代，是人類感情的需要，它會給人們以幸福、快樂的感受，以及情感上的振奮與滿足，因而也是一項健康身心的享受。老年人雖然隨著衰老而帶來全身各器官功能的減退，出現生育能力的下降甚至喪失，但卻並不像一般人所錯誤認爲的：老年人不再有性愛要求。現實生活表明，年紀的增長並不意味著老年人性欲的必然消失及失去性高潮的能力。研究表明，老年人仍然需要性愛以及和諧適度的性生活。社會上應該認識到老年人尋求獲得滿意的性生活和喪偶後重新尋求伴侶是正常的。健康的生理上的衰減雖然是客觀存在，但當前存在主要的問題卻仍然是人們在性觀念意識上受到舊傳統、舊觀念和諸多社會因素的制約。加上老年人自身性知識缺乏和性觀念的自我抑制，廣泛存在性問題的一些錯誤看法，因此，需要從認識上再學習和普及教育。

何謂「性」？人類「性」是指生物學的性別差異，它是生物遺傳學上由於性染色體不同而出現的差異。同時由於性腺分泌的激素不同，造成男女在生殖器及第二性徵的差別，並決定了男女在生理功能上的差異，其次是指與性別有關的心理學及社會學上的差別，再次具體的性通常是泛指性欲、性要求、性行爲、性觀念、性理論、性價值、性知識和性經驗等。在人生的每一個階段，性的表現的形式各不相同。對於兒童，性是遊戲；對青少年，性是美好的憧憬；而成年人，性是愛情的粘合劑，是人種繁衍的方式；對老年人，它更是感情的需要和伴侶向精神和心理上相容的安慰劑和融合劑。

老年人的性功能下降與減退這是不可抗拒的自然規律。婦女在絕經期以後，由於性激素分泌減少，便會出現「更年期綜合症」的系列症狀。男性雖然不明顯存在與年齡相關的生育力停止的界限，但隨著衰老，精子的生成減少，雄激素分泌減少和附睪、前列腺等生殖管道分泌液減少等系列改變，也可出現類似更年期綜合症的表現。同時，老年人性生理反應也會產生一定程度的退行性變化，但對健康的老年人來說，衰老並不意味著性欲的必然減退和獲得性高潮能力的喪失。近年來的研究證明，人的性欲，特別是男子的性欲，儘管有不斷老化和衰退的趨向，但仍可以一直維持到生命的盡頭。那種認爲老了就不再有性欲望與性生活的認識才是一種誤解，也是不科學的。有些人自己生理上還沒有衰老，心理上卻自認衰老，因而過早地停止了性生活，這不僅使自己心身受到損害，還會影響老年夫妻晚年的幸福。

如果把人的幸福快樂劃分成等級，初級的是人體感官的快樂，高級的享受則是精神的歡快。任何感官的快樂都可上升爲精神的愉快，任何精神的愉快都伴有感官的快樂，包括老年夫妻所忽視或者由於無知而適得其反的性愛關係。有時夫妻之間在共同的生活中，出現一些風波或不愉快，通常都是對於這種共同作用的理解不夠所造成的。

適度的性生活會減少老年夫妻孤獨、寂寞和空虛感，可以使晚年生活變得更豐富。老年們適度的性生活會使夫妻雙方更多地交流感情，深刻體會對方給予自己的無比的安慰和相依爲命的感覺，從而增強內在的自信心和生命的活力，激發積極樂觀的精神狀態，從中獲得年輕時的心理感受，對健康長壽十分有利。有資料報導，夫妻同在的老年人壽命比別的老年人延長。

據國內外的性醫學專家證實，絕大部分老年人的性生活可以持續到七十歲以上，其中一部分人可以保持到八十歲左右，個別的到九十歲高齡仍有性的要求。這樣情況，古人、今人、中國人、外國人都一樣。據江西省對一百四十六名退休者的性功能調查，在六十五至七十歲老年男性中，沒有性要求者只占百分之十二，另據調查，在老年中性交能力全部喪失者只有百分之十四，其餘的人均能保持正常的性交能力。而美國科學家費弗發現，事實上大約有百分之七十的男性在六十八歲時仍有規律進行性生活，甚至在七十八歲時，還有百分之二十五的人繼續保持活躍的性生活，但他們的性行爲表現得較爲平穩、含蓄，更有性經驗，並善於在性行爲中體貼、關心對方。總之，老年人的性功能雖然逐漸衰弱，但絕對不是沒有性交能力，更不會完全喪失性欲。因此，社會應抱以極大的熱情來關注老年人的性行爲問題，而老年人更應拋棄舊的觀念，積極從性活動中吸取力量，得到滿足，帶著微笑和對愛的無限依戀度過人生的最後歲月，以享天年。

(三) 老年夫妻性保健策略

1. 轉變觀念，老年人也有享受性愛的權利

長期以來，人們對「性」一直存在一種神祕感，往往不屑於或羞於涉及。實際上，性是人的本能，是人類生命的源泉、愛情和婚姻的基石，是人的生命中不可缺少的部分。「生命誠可貴，愛情價更高」就說明了它的價值。性衛生知識教育不單是一個科學教育的問題，而且是一件破

除封建迷信、移風易俗的大事，它對老年人獲得健康的性生活以歡度晚年也同樣需要。那些認為人到老年期作為「正人君子」就該放棄性生活，就要根除性欲，甚至把老年人的性活動看成為可鄙的事，這些顯然都是錯誤的、不科學的。

老年人同樣需要性活動、性行為，需要愛。要以法律手段來保障老年伴侶之間的相愛或因喪偶而尋求正當的再婚權利。老年人自身也必須革除舊觀念，學習性知識，懂得健康的性生活的具體內容和它在生命中的意義。而作為子女、親友、社會輿論都應該積極支持老年人再婚和享有幸福的包括性生活在內的健康生活的選擇。

2. 性保健的關鍵在於做到「節宣之和」

大多數老年人仍然有性欲、性要求和具有一定性行為的能力，雖然它隨著全身各器官的逐漸老化、功能下降及因體力的衰退而受到一定影響，但是如果老年人的性要求和性行為受到不恰當的抑制而得不到滿足，將會引起精神的煩惱和身體的不適，對生活和健康造成不良的後果。因此，老年夫婦有適度的、和諧的性生活對保證健康是必需的，它可使老年生活更充實、愉快，消除一些空虛和寂寞的情緒，增強老年人的自信心和生命力。雖然直接性交次數比年輕人減少，但仍可獲得與年輕人等量的心理感受。「節宣之和」來自我國傳統養生的保健經驗和實踐，它強調符合性生理的正常生活，既不縱欲傷腎，又不禁欲造成陰陽不交形成雍塞之病。調和的夫妻生活與溫暖的家庭環境是長壽者的溫床。

3. 性和諧的基礎是交流和創新

性專家指示，在成人中，真正具有性功能障礙的人不超過百分之十，然而夫妻對性生活不滿意的人卻占已婚者的百分之六十左右，這就是說占六成的夫妻常達不到性高潮。性不和諧，大多數情況下成爲夫妻感情不融洽或引起無休止爭吵的原因，常常造成疏遠和家庭冷戰的困境。其根源在於他們夫妻之間根本沒有就性感受和性要求進行交流與討論，於是結婚時間越久，越覺得沒有什麼可談的，更缺乏更新的願望和要求，容易形成氣氛充滿火藥味，甚至鬥氣分床、分房睡覺，感情隔閡越來越深。善於交流本身就是一種凝聚力，改變一下原來的生活方式，拉近緊密的距離，其結果會使夫妻雙方親密無間，愛情就越加鞏固。

保持老年夫妻終身幸福的祕訣是共同維護性興趣，不斷創新夫妻性生活的質量——一要始終保持給配偶以美好形象和吸引力，二要共同學習提高性生活的技巧和改變性交體位，三要重視肉體接觸，通過觸摸和愛撫，情感交流，作爲性高潮的前奏，還有利於昇華感情享受。美好的性活動應涉及兩個完整的身體、兩個完全的靈魂，互相探索彼此的敏感點。性高潮只不過是這個複雜過程中的一個峰，但不必是最好的，如果越是強調高潮，反而越會令人遺憾，使它與整體的感覺分割開來。親吻、愛撫、交談、無言的感情交流，遠比性交過程中的高潮更爲重要。緊密而強烈的肉體接觸，本身就是最令人滿意的性活動之一，問題是大多數男同胞除了集中精力於性之外，往往忽視了這種愛撫和親暱的性活動。奉告老年朋友，不要輕易徹底地分床、分房過隔離的夫妻生活。即使分房居住，也要建立定期的夫妻肉體接觸與愛撫，直至永遠。

4. 性和諧的基礎是保護不間斷的性交往

老年人想要性和諧，除了需要相對健康的身體和彼此感興趣之外，還要依靠夫妻之間持之以恆的性交往。性專家指出，只要處理得當，老年人性生活中的質量甚至可能比中年人更勝一籌。

性能力不像水龍頭，到了一定年齡就可以關掉，相反，它和人體其他生理功能同樣遵守用進廢退的原則。人體的性神經必須不斷接受間斷的、適當的刺激才能維持其性興奮能力。老年身體不適應激烈的運動，但輕微的運動卻是健康的保證，性活動促使骨盆、脊柱、腹部、四肢各處的關節、肌肉的協調運動，能有效地促進血液循環和氧氣交換，也有助於防止骨質疏鬆。老年人的性生活是保持延年益壽的運動。性專家指出：老年人保持規律的性生活和營養平衡，本身就是最好的「壯陽藥」。

對於女性更年期的性和諧的問題，男性也要有充分的認識，並予以理解配合。女性更年期發生在五十歲前後，大約有三分之一的婦女不能適應這過渡時期的變化，出現更年期綜合症的一系列心理變化和焦慮、個性與行爲的改變，表現爲未老先衰現象；而那些心理健康、情緒穩定的更年期婦女可表現爲青春常駐。更年期婦女保持性和諧，更需要注意心理和感情的基礎，然後才能促進相互愛慕，關心體貼照顧，溫存和依賴。夫妻之間不和諧的性生活如不是由於生理上的原因，便是由心理的因素，需要通過雙方共同努力尋找原因，積極解決或者去找專家求助。

5. 性保健藥物、食物與藥膳

有些性功能障礙者，特別是男性「陽痿」患者以及一些爲了提高性功能、增強性樂趣的人，往往濫用或亂用「壯陽藥」。所謂「壯陽藥」又名「催欲藥」、「強精藥」或「媚藥」，它們或是刺激中樞神經，引些勃起中樞興奮，或是刺激尿路引起勃起，或直接使用性激素改善性功能。我國自古以來積累了豐富的「固腎壯陽」的中醫藥臨床經驗，包括動植物藥或由這些藥物組成的製劑。在植物藥中有附子、肉桂、鎖陽、仙茅、淫宗丸、左歸丸、右歸丸、龜齡集等，在動物藥中包括鹿鞭、鹿茸、海狗腎以及其他哺乳動物性腺的製品，許多壯陽藥往往由上述基本藥所組成。

性養生食物中經過臨床驗證確有性保健作用的有核桃仁、大棗、蕎麥、黑大豆、胡蘆巴、韭菜子、石榴皮、龍眼肉、冬蟲夏草、蜂王漿、燕窩等。

對於陽痿的藥膳可用壯陽狗肉湯（狗肉、薑片、附片、菟絲子、蔥白煨燉湯食）、當歸牛尾湯（牛尾、當歸煲湯）。對於性冷淡，中醫稱為「陰冷」或「女子陰痿」的治療藥膳可選肉蓯蓉羊肉粥（肉蓯蓉十五克煮熟切片加大米一百克，小火熬熟，粥成加蔥、薑、鹽）或狗肉五百克、冬蟲夏草四至五克枚燉熟後食用。

6. 老年人性生活常識

老年人的性交次數由於健康狀況、文化修養、習慣及種族的不同而沒有固定的標準。我國古代養生有所謂「春二（春季每月可行房事二次）、夏三、秋一、冬無」的說法。對於六十歲以上的老年人，主張「閉精不泄」、「欲長壽必先保其精」的說法都是不科學的，而是應該根據自身情況因人而異，順其自然。性學者的研究認為，判斷老年人性生活頻率標準與中青年應該是一致的。當一個人在沒有性欲時，勉強採取應付式的性交都屬於過度；而在性交的全過程中無身心不適，性交後不影響睡眠，以及次日的工作和精神狀態良好者，都應屬正常性生活範圍。老年人的「性喚起」時間較長，故用以作為性刺激的「性遊戲」時間也會延長。性交時間各家統計不一，有人報告，六十歲的大約八點一分鐘，七十歲的人約五點五分鐘。性學者指出：由於對性愛單調感到乏味，相互感情衝突導致對性愛的厭倦，導致中老年人離婚的高峰期。有的妻子只顧孩子和家庭瑣碎，缺乏性興趣和性關注，特別是有些女性絕經期後性驅動力減弱，對任何形式的性表達都反感，這將成爲老年夫妻晚年幸福生活的潛在危機。老年夫妻也要進行心理調節，熱愛生活，美化生活，恢復對婚姻性愛的關注。此外，包括改變性交體位與性交方式也是克服性生活單調乏味的有效措施。有些老年人採用習慣的性交體位常感體力不支，也可採用側位、坐位、立位或女上位等，也用其他方式來滿足性欲或性愛。

(四) 喪偶與再婚

面對幾十年患難與共的恩愛夫妻，如今一方去了，確是一件令人心碎、悲傷不已的事件。往往有這樣的情況，由於喪偶而過於傷痛，終日沉浸於悲痛之中不能自拔，結果使自己的身體垮下來了，更甚者，也隨之過早地結束了自己的生命。祖國醫學把喜、怒、憂、思、悲、恐、驚稱爲「七情」，列爲內因致病因素，並認爲「怒傷肝，憂傷脾，恐傷腎」。現代醫學發現情緒與健康關係密切，過度的憂愁悲哀不僅會加劇潰瘍病的惡化、降低機體抵抗力免疫力、誘發舊病復發，而且強烈的精神刺激可使冠狀動脈短暫痙攣收縮、腎上腺皮質激素分泌增加、心率增快，易導致有冠心病的老人發生心肌梗死或誘發心絞痛，及心律失常等，不利於病情的好轉康復，無益於健康長壽。醫學心理學家指出：老年喪偶後的六個月到三年內是鰥寡者的危險期，在這期間中他（她）們的情緒往往是處於低谷狀態，這種狀態不但會產生嚴重的孤獨感而且患病的機會也大大增加。人們應該怎樣幫助晚年喪偶者消除情緒障礙呢？儘快縮短哀傷悲痛過程，取決於老年人的心理準備程度和意志，取決於他（她）與死者相處的經歷，取決於內部力量和外部支持，必須以堅強的毅力和意志，科學的態度面對現實的態度，努力促使自己解脫痛苦：

1.自我安慰：恩愛夫妻一方亡故，另一方心中的悲痛自然是難免的，但是這是自然界規律，不可抗拒的，而活著的人還得活下去。不妨理智地安慰自己：「早走一步的老伴，一定希望我多保重身體，堅強地活下去。」

2.避免自責：老年人喪偶後，常常會責備自己對不起死去的老伴，如過去做過一些錯事，和老伴爭吵過，沒有滿足老伴某些願望等。這種自責心理會使老年人整天唉聲歎氣、愁眉不展，對身心健康不利，應積極主動避免這種有害的自責心理。

3.轉移注意：俗話說：「見物如見人。」看到老伴的遺物會不斷強化思念之情，增加折磨自己的力量。爲此，不妨把一些具有積極意義的遺物珍藏起來，作爲永久的紀念。心理學家認爲遺照以保存老年初期的爲好，既可反映死者晚年的風采，又給人一種精神和積極力量，把注意力轉移到現實的生活中去，如散步、種花、養鳥、看書、讀報等。

4.追求積極的生活方式：老伴過世後，原有的生活方式已改變，應尋求積極的生活方式，重新開始新生活。

5.建立新的依戀關係：老年喪偶後，這種親密無間的依戀關係被無情地摧毀了，如此時能和子女、親朋好友建立一種新的和諧依戀關係，就能有效地減輕哀思。在適當的情況下，再婚也是一種重要的方式。因爲再婚，不但有益解除孤獨感，對延年益壽大有好處。據心理學家分析：人到老年，最怕寂寞孤獨。老年人失伴以後，不論男女，都自然地有再婚姻的要求，這是一種健康心理的反映。研究指出，經濟條件和生活條件基本相同的老年人鰥寡者的死亡率，要比有配偶者的死亡率高。所以老年人要想身體健康和延年益壽，需要有一個良好的心理狀態，而和美的家庭和婚姻，正是調節心理平衡、促進良好的心理狀態的重要條件。

喪偶的老年人，如果不再婚，除生活上存在一些不便外，平日生活中的喜、怒、哀、樂的情感心理活動，失去正常的宣洩的對象，久而久之，精神上得不到愉快、支持、勸慰等必要的滿足，就容易引起老年抑鬱症等情感性疾病。鰥寡老年人，即使有優越的經濟條件，卻得不到心理上的安慰，往往快樂不起來，導致七情失調，促進衰老早來。

老年人再婚的現實意義有：

①可以減輕和逐步消除由於失去原來的配偶所產生的精神痛苦。

②大大減輕子女的負擔。

③可以減少老年人所在單位或社區的負擔。

④除了可以使他們從重組家庭中得到安慰和溫暖外，還會大大減少與其子女間及社會之間發生的矛盾。

如何選擇再婚對象？這是一個關係到「再婚後是給自己帶來幸福還是痛苦呢」的問題。有人認爲這種「半路夫妻」是種遷就婚姻，再婚雙方沒有感情基礎，也談不上產生愛情，有人認爲相互間既不瞭解，形式上的結合、感情並不一致，反倒給自己揹上包袱。因此，選擇對象應該是有原則的：

①首先要考慮對方與自己脾性是否相合——晚年結成夫妻，主要的目的是相互照料，相互體貼，如果脾性不合，疙疙瘩瘩，那再婚就不會有幸福的生活。

②要考慮對方的健康狀況——如果雙方都健康當然最好，一方身體很差，另一方就要考慮能否照應的問題；如果雙方都很差，則應考慮再婚後能否基本自理的問題。

③要注意處理與自己以及對方子女之間的關係——重組的家庭會受到世俗觀念的束縛以及其他因素的影響，有些子女不願其父母再婚，因此，再婚前要做好思想工作，同時要寬宏大量地處理好子女問題。

④擇偶不能太理想化——再婚與初婚不同，一般生活閱力越豐富，擇偶條件考慮就越細緻、周到和現實。但由於年齡和其他條件的限制，應根據自身條件，從實際出發，去選擇對象才能合乎實際情況。

⑤再婚者一般年齡偏大——性格穩定，在長期生活中形成較固定的生活習慣，因此雙方要善於理解、忍讓，才能使雙方得到心靈上的滿足。

第六章

養生與退休後保健

現代人的壽命在不斷延長，七十歲就不稀罕了，八十歲很尋常。那麼，長達二三十年的退休生活則相當於一個從新生兒到青年，我們如果沒有預先計劃，也太對不起自己，對不起這太平盛世了。研究證明，將退休時光用於隨心發展自我、自由選擇生活方式的老人活得更健康更長壽。

一、退休時應有哪些心理準備？

退休是一個人的重要的生活事件，由於離開了原來的工作崗位，失去了原來的社會角色，日常生活、社會和經濟狀況都會發生很大改變。也就是說，需要建立新的生活方式適應新的角色。但是，大多數人執拗地抵抗自然規律，不肯放棄原來的社會角色，或者對退休的生活沒有足夠的精神準備，沒有做出適當安排，結果一旦退休，頓時精神空虛無聊、無所事事，於是煩惱愁悵、心情抑鬱，加速了衰老的到來。對於退休者來說，應該做些什麼心理準備呢？

1.應該理解自然規律，隨著年齡增長，人體機能老化不可避免，精力下降，敏銳性和靈活性不如從前，難以應付頻繁的社會活動和工作重擔，因此，退休總有一天會到來。可以從繁重的工作和複雜的社會活動中退出，卸去這些擔子，把精力用到力所能及的活動中來，以一種新的方式發展自己，繼續爲社會做出奉獻來減少失去原來的社會角色帶來的憂傷。

2.安排好退休後的物質生活，使經濟生活獲得保障，並計劃自己的開支。

3.注意身體的保養，包括飲食、營養，參加力所能及的保健活動。

4.退休後可以繼續利用自己的經驗和智慧爲社會造福，積累自己的成就。

5.要適當利用閒暇時間來走親訪友，保持一些社交活動，參加一些文化娛樂活動，使自己的生活豐富多彩，富於情趣。

6.退休後繼續用腦的精神準備，堅持學習，關心外部事物對於維持智力水平有重要意義。

二、退休後容易產生的消極心理特點？

1.多慮：退休後對自己的健康情況很多心，對別人、對自己的態度很多心，擔心「人一走茶就涼」。

2.盲目自信：有時達到固執的程度，明明記憶力衰退了，學習差了，思想跟不上形勢了，還自以爲是。

3.淡漠：對生活不感興趣，甚至對一切都「看穿了」，這種淡漠心理很容易發展爲悲觀失望。

4.寂寞：從緊張的工作崗位退下來茫然不知所措，看到自己孩子和周圍人群忙忙碌碌，更增加孤苦寡歡，時有「此生休矣」之慨歎。

5.受冷落：在位時認識的人，退休後「路上對面不相識」，造成心靈上的創傷，產生失落感。撫今追昔，暗生悶氣，有的變得暴躁、敏感、揣摩隱蔽在事情後面的情感等不正常的心態，甚至於常想身後之事。

三、退休老人應如何保持心理健康？

1.樹立正確的退休觀，培養積極的人生態度：人到了一定年齡從工作崗位上退休下來，這是自然的發展規律。但退休了，並不意味著退出社會，從此成爲廢物。身體機能的逐漸老化衰退是事實，但知識的經驗卻更趨成熟。老年人有老年人不可替代的價值，老年人可以幹出年輕人所幹不到的事情，具備這樣的思想，並且積極投身所喜愛而又力所能及的工作，才能使心理永遠保持積極向上的狀態，從而使人生活得更有意義。

2.正確對待變化，培養良好的適應能力：退休給人帶來了各種變化，如角色、身體的變化，都是正常的，不必過分憂慮。應該順應變化，使自己心理儘快適應變化後的新情況、新角色。專家們研究長壽老人後得出一個結論：良好的適應能力是健康長壽之源。

3.熱愛生活，善於生活：生活是美好的，活著是有意義的，其意義就在於爲美好的生活做出貢獻。退休後不宜讓精神和身體突然鬆弛，否則機體中器官的功能就會衰退，免疫力降低，身體健康狀況就會每況愈下。因此，應一如既往，保持適度的緊張和有節奏的生活規律，投身生活，珍惜眼前的時光，不要沉緬於對過去的回憶。要有「老牛明知夕陽短，不待揚鞭自奮蹄」的精神，用眞善美來充實自己的精神生活，排斥其他無謂的煩惱，把爲美好的生活做貢獻看作是退休後最大的樂事。

4.爭取家庭和睦，做好社會交往，創造良好的生活環境：家庭是老年人生活的主要活動場所，家庭氣氛是否和諧愉快對老人身心健康關係很大，處理好與老伴和子女的關係至關重要。與社會交往時，不要斤斤計較考慮個人得失，要與人爲善，寬厚待人，多看別人長處，容忍別人某些缺點和不足，保持友好的人際關係。

5.知足常樂，保持樂觀情緒：要提高對環境和社會生活的知識能力，隨遇而安，知足常樂。環境和社會生活對人，不是那樣完全公平的，但又不能隨主觀意志爲轉移，特別是對退休的人來說，往往因力不從心而產生怨恨和不滿，都是不利於身心健康。

6.多方面培養生活情趣：爲了使老年生活更加豐富多彩，應培養自己多方面的情趣，如讀書、聽音樂、寫字、作畫、種花、養魚、集郵、下棋、外出旅遊等有利於身心健康。

第七章 養生與老年人疾病

一、老年病特點

老年病是指老年人發病率明顯增高的疾病，大致分爲：

1.只發生於老年人的老年期特有的疾病：是老年人在老化過程中，由於機體形態與功能逐漸衰退而發生的疾病，如老年性白內障、前列腺增生、癡呆、鈣化性心臟瓣膜病等。

2.多見於老年期的疾病：其他年齡段的人也可發生，只是隨著年齡增加其發病率及死亡率明顯增高，如冠心病、高血壓病、腦血管病、惡性腫瘤、糖尿病等。

3.老年人與青壯年人都可發生的疾病：沒有明顯的年齡差異，如感冒、腫炎等，其所不同的是，青壯年患病，一般恢復快，而老年人因體質衰弱，疾病恢復緩慢，甚至可誘發其他病而死亡。

二、老年人危急重症的早期信號

老年人的一些危急重病，一般都有先兆，如對這些早期信號提高警惕，及時檢查，明確診斷，及時採取有效措施，常常能推遲或防止嚴重情況的發生。

(一) 心肌梗塞的危險信號

1.老年人在出現以下情況時，要警惕發生急性心肌梗塞：原有心絞痛的患者，心絞痛的發作突然加重，時間延長，次數增多；或原無心絞痛發作，突然發生了心絞痛，症狀不緩解，且逐漸加重者。

2.心絞痛發作時，伴有噁心、嘔吐、大汗、心跳很慢，或伴有急性心功能不全，如不能平睡、口吐粉紅色泡沫痰、心慌、氣短、端坐呼吸或嚴重心律失常，或血壓急劇上升或急劇下降者。

3.平日心絞痛發作時服硝酸甘油類藥物有效，此次心絞痛發作服藥不能緩解，或雖有作用但不如過去明顯者。

凡出現上述情況應立即去找醫生，如果心電圖明顯改變時，要警惕近一個月內可能發生急性心肌梗塞，應及時休息，吸氧，服止痛及擴冠藥物。

(二) 中風的預兆

1.一側臉部或手腳突然感到麻木或軟弱無力，嘴角歪斜，流口水。

2.突然出現暫時性的說話困難或聽不懂別人說話的意思。
3.暫時的視力模糊，或者看不見東西。
4.突然感到眩暈或搖晃不穩甚至暈倒。
5.沒有明顯原因的嗜睡。
6.個性或智力方面的突然改變。
7.無法解釋的頭痛。

如果出現以上情況，應立即臥床，安靜休息，忌緊張、激動，應找醫生及時診治。

㈢ 青光眼的徵兆

1.疲勞，情緒波動，看電視後出現視力模糊，看東西像隔著一層薄霧，看燈光周圍有彩虹樣光環等。
2.伴有頭痛，鼻根部或眉額部痠脹，休息或睡眠後可完全消失，但反覆發生，日見頻繁。
3.在某一眼的視野中有一塊地方看不清東西。
4.如果出現白眼珠發紅，眼與頭部劇烈疼痛，視力突然明顯下降，甚至只能辨認亮光或同時伴有噁心、嘔吐症狀應急診就醫，千萬不要耽誤。

三、癌症的早期信號

1.身體任何部位的自發性潰瘍，超過一個月不癒者。
2.身體任何部位出現無痛腫塊，且逐漸增大者。
3.單側頭痛進行性加重，特別是伴有嘔吐及視覺障礙者。
4.單側耳鳴、耳閉塞或聽力下降者。
5.凡有鼻血，特別是單側涕血或後吸血痰者。
6.不明原因的口腔出血，口咽部不適，異物感或口腔疼痛者。
7.持續性聲嘶超過一月者。
8.乾咳或痰中帶血者。
9.有嚥下食物梗噎感，食道內異物感，食物通過緩慢並有滯留感或胸骨後燒灼感者。
10.進行性食欲減退，上腹部不適或上腹部疼痛者。
11.無痛性黃疸進行加重者。
12.有痛性血尿者。
13.便血或排便異常者。
14.有乳頭溢液，特別是血性液體者。
15.不規則陰道流血或血帶增多者。

16. 黑痣的顏色變深，迅速增大，局部疼痛或潰破出血者。
17. 有不明原因的貧血、疲乏和發燒者。
18. 有不明原因的進行性體重減輕重。

四、老年人高血壓病的預防

高血壓病是老年人的常見病，也是發生腦卒中、心力衰竭及腎功能衰竭的一個重要病因。我國一九九一年高血壓抽樣調查結果，五十五至六十四歲、六十五至七十四及七十五歲三個年齡組的高血壓發病率分別爲百分之二十九點四、百分之四十一點九和百分之五十一點二。在三個年齡組中每十人中分別有三、四、五患高血壓病，病久可併發心、腎、腦、眼等重要器官的損害，且致殘率和病死率高，嚴重危害老年人的健康。

預防高血壓，首先要去除引起高血壓的原因。但高血壓病的發病原因至今尚未完全明瞭，多數人認爲由於精神緊張，情緒激動，焦慮抑鬱，大量吸菸、飲酒及在強噪音環境下工作等外界不良刺激，致使人腦皮層功能紊亂，通過腎素—血管緊張素—醛固酮系統功能低下，使全身小動脈痙攣伴瀦鈉作用增強，血容量增加，從而引起血壓升高。同時遺傳、肥胖、食鹽與高血壓的發生也密切相關。其預防措施如下：

1. 遇事冷靜對待，避免情緒激動，儘量做到心平氣和，心情舒暢。
2. 工作和生活中，注意勞逸結合，避免過度疲勞和精神緊張。

3.飲食以清淡爲主，不吃太鹹的食物。肥胖者要節制飲食，減輕體重。飲食以低膽固醇、低脂肪爲宜，少吃肥肉、蛋黃、豬肝腎等，多吃蔬菜、瓜果及豆類。

4.不要吸菸和飲烈性酒。有報告過量飲咖啡可使血壓上升，故咖啡宜少飲或不飲。

5.適當進行體力活動和體育鍛鍊，如散步、慢跑、體操、練氣功或打太極拳等可改善血液循環，使血管擴張，血壓下降。鍛鍊要堅持，但不能過量。

6.定期做健康檢查，測量血壓，瞭解血壓水平。有高血壓家族史者更應多檢查，做到早期發現，早期治療。

五、怎樣預防冠心病

冠心病是「冠狀動脈粥樣硬化性心臟病」的簡稱，它是威脅老年人健康和生命的主要疾病之一，每年世界因該病而死亡者達一千二百餘萬人，占所有疾病死亡人數的百分之二十五以上，其中以美國、英國、瑞典等國死於該病者最多。有不少研究證明動脈粥樣硬化是可以逆轉的，只要積極採用預防方法就可以使冠心病變減輕或甚至消退。

1.合理的飲食：這對防止冠心病的發生和進展有重要作用，血中膽固醇、脂蛋白的升高與冠心病的因果關係已確立無疑，故將飲食中來自飽和脂肪酸和膽固醇的熱量限制在占總熱量的百分之十以下是必要的。含膽固醇量高的食物有動物脂肪、蛋黃、內臟，尤其是腦、肝、腎等，植物油中椰子油含飽和脂肪酸多，故老年人應限制攝入。菜油、花生油和玉米油等含不飽和脂肪酸較多，有助於降低血膽固醇濃度，應增加食用。此外，多吃蔬菜、水果，增加豐富的植物性蛋白如黃豆、綠豆等。

2.降低人群中的平均血壓值，對冠心病的發生與發展有重大影響。據報導，舒張壓在一百一十五～一百二十毫米汞柱者控制血壓後心腦血管併發症可減少百分之九十三，舒張壓一百零五至一百一十四毫米汞柱者控制血壓後心腦血管並發症可減少百分之四十五。已知攝入過多食鹽的地區和國家中，高血壓發病率較高，故應養成少吃過鹹物的習慣，最好每日平均食鹽量不超過五克。還需要增加活動量，避免超重。若須用降壓藥物治療，應長期堅持服用，不堅持服藥的常見血壓反覆波動，容易發生併發症。

3.戒菸：吸菸有害是眾所共知的，據報導，吸菸者死於冠心病的危險是不吸菸者的二至三倍，而戒菸後發病率逐年下降，至戒菸十年後其發病率與不吸菸者接近。因此，及早戒菸是有益無害的。

4.體力活動這是日常生活中不可缺少的部分，對老年人尤爲重要。適當的體育鍛鍊不但能預防肥胖，改善心肺功能，增加應變能力，還能減高脂血症、糖尿病、高血壓和血栓形成的發生。鍛鍊方式因人而異，只要每日堅持三十分鐘，持之以恆，冠心病的發病率和病死率均會有所下降。對於心絞痛和心肌梗塞患者的體力活動應在專家指導下進行，以免產生不良後果。

5.避免精神過度緊張和情緒激動：老年人應保持生活規律，不宜參加易使精神緊張或情緒激動的聚會或活動。因爲激動時兒茶酚胺可分泌增多，導致血壓升高、心率加快、血中游離脂肪酸增高、血小板凝聚性增大、心肌耗氧量增加，使冠心病加重，發生心肌梗塞、心力衰竭或猝死。

6.保持良好的衛生習慣：養成良好的大便習慣，保持大便通暢。便祕時，切不可用力掙大便。平日沐浴的洗澡水宜溫而不可熱，更不宜洗大池。不少老年人晚間有飲酒習慣，以不超過二十至二十五毫升，不會增加冠心病的發生或惡化機會，但絕不能大量飲酒。

六、老年人猝死的急救

猝死是指從症狀或體徵出現後六至二十四小時內死亡者。根據國內外報導，認爲猝死的原因主要是心血管疾患，尤以冠心病最爲常見，其次爲肝硬化併發症、嚴重感染（腦膜炎、肺炎）、急性酒精中毒、腫瘤、顱內出血、肺結核等。引起猝死的主要關鍵，不論是器質性或功能性疾病，最終均由於心臟供血障礙而猝死。

患者突然昏厥（或伴有抽搐），首先摸脈搏及頸、腹動脈，或以一側耳部貼在病人胸壁左緣聽心音，看瞳孔是否散大，呼吸是否停止，其中有一項是陽性者（如無心音）應立即搶救：拉出舌頭，清除呼吸道異物，使患者仰臥於硬板床或地板上，不枕枕頭，使頭向後仰，托起下頷，立即進行口對口人工呼吸——術者用手捏緊兩側鼻孔，讓患者張口，先深吸氣，再向口中吹氣，然後放鬆開鼻孔讓肺內氣體排出，反覆進行，其速度爲每分鐘十二至十六次。每次吹氣時間約一點五秒。吹氣與間歇時間之比爲一比二。吹氣時胸廓必須有起伏擴張，否則爲無效吹氣。

心跳已停止跳動，可同時進行擠壓胸部的心臟按壓——術者站於患者右側，左手掌根置於病人胸骨中下三分之一處，右手掌根壓在左手掌根上，按壓時要用力，必須使胸骨下陷四至五公分，否則無效，按壓持續零點五秒，然後放鬆，每分鐘按壓六十至八十次，按壓有效標誌爲能使大動脈跳動及顏面轉紅，瞳孔由大縮小和自主呼吸。

如果有條件，進行搶救的同時，報急救站或急救中心，送往醫院進行搶救。家庭實施救命復甦術，不但可能，而且必要。因爲看來健康的人突然發生意外猝死，都是在家庭或工作生活環境中，在很短時間內送往醫院已不可能。只有在突然昏倒時立即急救，才可能挽救生命。因爲四分鐘後腦細胞開始發生不可逆轉的損害。

七、心腦血管疾病有十大誘因

1. 精神不安：面對生活中那些令人不滿、不快、討厭或煩惱的事情，絕不可輕易發怒、衝動或是悶悶不樂，因爲由此產生的精神緊張、不安、焦慮等情緒極易誘發中風。

2. 過度疲勞：不論是腦力勞動或體力勞動，過度的勞累均被認爲是腦中風的危險因素之一，在日常生活中應避免過度勞累，勞累後須適當休息加以緩解。

3. 睡眠不足：睡眠不足會使血壓升高，精神不安，心情煩躁；適當的睡眠會使血壓穩定，精神平靜，精力充沛。

4. 運動不當：適當的運動可使人身心輕鬆，所以每日應有適量的運動，不可久坐不動或懶散度日，但運動也不可激烈或過度，激烈或過度也對身心有害。

5.身體肥胖：肥胖會增加心腦負擔，加速動脈硬化，使血壓升高。因而需要注意飲食，適當運動，保持理想體重。

6.寒冷刺激：冬天從溫暖的室內跑到寒冷的室外時血壓會升高，血壓突然升高極易發生腦出血，所以天氣寒冷時外出須注意保暖。

7.飽食美食：以往令人羨慕的飽食、美食今天卻正在變成疾病和短命的代名詞，現在美食飽食引發的疾病正在急劇增多。

8.攝鹽過多：大量事實證明，食鹽攝取量越多腦中風發病率越高，食鹽攝取量多者腦中風死亡率也較高。

9.飲酒過量：經常過量飲酒者，腦血管障礙的發病率高。

10.喜好吸菸：許多醫學專家認爲，吸菸與腦梗死的發病率關係密切，吸菸還可引發多種癌症。

八、怎樣預防帕金森症

帕金森症是一種神經系統退行性疾病，也稱震顫痲痹，是由腦部黑質和紋狀體的一種神經遞質（多巴胺）引起的疾病，主要有震顫、僵直、少動和姿勢反射障礙等四大症狀。五十歲以上發生率爲五百／十萬人，六十歲以上爲一千／十萬人。老年人要特別注意少動，也就是行走等動作緩慢，應引起注意，這可能就是帕金森症的開始。病情逐漸加重時，可以出現面部表情呆板稱爲

「面具臉」，手指的節律性震顫呈現「搓丸樣或撚線樣動作」及「慌張步態」，寫字彎彎曲曲，越寫越小稱「小字症」。

由於帕金森症的發病原因不明，目前尚無根治的有效方法，主要是早期抗衰老預防如應用維他命E，SOD及複方左旋多巴藥物治療。另外，近年來神經外科微創手術療法治療均有很大進展，可明顯緩解症狀，減輕病人痛苦，提高生存質量，延長患者生命。

九、怎樣防治老年癡呆

老年人智力衰退和行爲及人格的改變，可稱爲老年癡呆。廣義上講，從記憶力改變、固執己見，所謂「老小孩」就開始了。只不過是病程的發展不一樣，自我保健水平高、生活習慣健康良好，有的可以不發病，或很晚發病。動物實驗證明：老年老鼠在良好的環境裡生活，其大腦皮層出現明顯的發展增厚，與年輕的試驗鼠一樣；而對照組在孤獨環境中生活，有的死去，有的已成了傻老鼠。說明老年大腦的功能，依然是可以鍛鍊提高的。由此可見，生活環境對老年癡呆的病情是有很大影響的。

(一) 老年癡呆的四種類型

1. 由腦血管病引起的稱爲腦血管性癡呆。
2. 腦退行性變，腦萎縮引起的稱爲阿茲海默症（Alzheimer disease）簡稱老年癡呆。
3. 爲上述兩種混合性癡呆。

4.其他類型的癡呆：腦外傷、腦積水、藥物、酒精中毒、腫瘤、帕金森症（parkinson disease）營養代謝性疾病等引起的癡呆。

腦血管性癡呆，常因缺血性腦血管病引起，多爲高血壓，促使腦血管小動脈壁增厚，狹窄，和玻璃樣變，也常見於腦中風引起。表現哭笑無常，不能控制自己。老年癡呆是由腦內大量自由基，老年斑樣物質引起。約有三分之一人有家族史，女性多於男性。

阿茲海默症是一種退行性腦病，可有大腦皮質萎縮及老年斑。六十五歲以上患病率約百分之三至五，八十歲以上百分之十五至二十。起病潛隱、緩慢，以記憶障礙爲特徵。包括近事遺忘及繼而出現遠事遺忘、出門迷路、定向力喪失等認知能力、語言功能和個性、人格的改變。

目前有關阿茲海默症的確切發病原因仍不清楚，其許多研究表明阿茲海默症可能與遺傳、外傷、文化程度等有一定的關係。目前尚無有效的根治方法。眾所周知，美國總統羅納德・雷根患此病已多年，他早已退出了正常的社會生活，走進了一個寂寞孤獨和朦朧的世外桃源。因此，儘早對各種危險因素加以預防，早期診斷及綜合治療可能對延緩該病的進程有一定的幫助。

㈡ 早期志年癡呆徵兆

留意早期老年癡呆症的表現：

1.不能回憶最近發生的事情或談話。

2.把物品放錯地方卻以爲被別人偷了。

3.不知道時間或年份，出門忘了回家。

4.忘記簡單熟悉的物品的名字，找詞困難。

5.對愛好及個人活動喪失興趣。

6.不能認識朋友、同事或家庭成員。

7.重複進行簡單的工作。

8.令人煩惱的行爲（夜間出門，富有攻擊性）。

9.不講究個人衛生（忘記洗澡等）。

如果發現上述任何一項核對後，家人應及時找專業醫生鑑定，以免延誤病情。

(三)全面健腦，預防老年癡呆症

「生老病死，生命輪迴。」這是自然規律。青少年時期是人腦的「黃金時期」，中年以後開始老化、萎縮。腦的衰退是一種自然規律，無人可以倖免，如何及早開始健腦預防「癡呆」呢？

1.吃好的，營養腦：大腦只占人體重的百分之二左右，但卻要消耗人體每天攝入熱量的百分之九十。其要求蛋白質、糖、維他命、卵磷脂、微量元素缺一不可。所以要想腦子好，就得吃得好。蛋黃富含卵磷脂和膽鹼，是很好的補腦食品。無高脂的患者可以每天吃一至二個雞蛋。魚蝦、瘦肉中的蛋白質很豐富，新鮮蔬菜、瓜果，尤其紅色蔬菜、動物內臟等含有豐富的維他命，有利於腦細胞的損傷修復，黑芝麻、蓮子、核桃等堅果含有鐵、銅、錳等微量元素均爲補腦佳品。

2.勸學習，多動腦：智力活動能減緩腦的老化過程，延緩腦的衰退，是健腦、養腦的有效辦法。在學習、工作和娛樂中每一次自勉自勵，每一個嚴格要求，都會爲自己積累一份抵制老年性癡呆的「抗體」，產生一種可使大腦免受損害的潛能。每天給腦子多一點刺激，就會少一點癡呆。閒暇之餘，讀書、看報、下棋、看電視、玩電腦等活動。

3.休息好，愛護腦：彈簧不能總是處於緊繃狀態，一般在連續用腦一至二小時之後，應休息十至十五分鐘，可以閉目養神，也可聽聽音樂、望望窗外、欣賞風景等。這樣，大腦才能更好地繼續投入工作中去。睡眠是最高效的休息方式，一般老年人夜間睡眠時間短，容易早醒，可在白天小睡或閉目養神以補充睡眠，能保持每天八小時的睡眠時間使大腦細胞輪流休息充電。

4.多運動，健大腦：「生命在於運動」，體育鍛鍊能加速腦的血液供應，延緩腦的衰退，有利於預防癡呆。老年人應選擇適合自己的體育活動，堅持每天三十分鐘的健身體操、散步、慢跑、舞劍、打太極拳、氣功等，不僅能促進全身血液循環，增加腦的供血供氧，還能保持心情舒暢，既健身又健腦。手指活動，做精細動作，可刺激大腦，預防腦的退化。

5.好心情，宜於腦：好心情是健康長壽的祕方，老年人退休後應多走出家門散步或外出旅遊，增長見識，陶冶情操，參加集體活動，保持樂觀開闊的胸襟。

6.少飲酒，少損腦：眾所周知，大量飲酒會致脂肪肝，卻不知道喝酒也會致「傻瓜」來。酒精中毒可損害神經細胞，腦細胞死亡，腦萎縮引發癡呆。研究表明，慢性酒精中毒對大腦細胞損害開始的標誌是記憶障礙，以後逐漸影響抽象思維、組織計劃能力、對新鮮事物的學習能力等，最終導致腦功能全面下降，發生癡呆。

7.治病因，保護腦：高血壓、糖尿病、腦動脈硬化、高血糖、中風、貧血等均影響腦的血供和功能。因此生活中應該定期檢查，量血壓，測血脂、血糖等，及時早發現，早做治療，預防腦功能障礙、腦萎縮和癡呆。

十、老年人糖尿病的預防

糖尿病是以糖代謝失常爲主的內分泌代謝性疾病，爲老年人常見病之一，它已成爲當前嚴重威脅人類健康的一大疾病，與冠心病、腫瘤並稱人類生命的三大殺手。糖尿病爲終身性疾病，其慢性併發症是致死、致殘的主要原因，由於慢性遷延，療效不佳，後果嚴重，應把注意力轉向預防方面。糖尿病的預防必須從多層面、多角度去考慮，堅持「持久戰」。糖尿病的預防應構築三道「防線」，醫學上稱之爲「三級預防」，如果「防線」佈設、構築及時、合理和牢固，大部分糖尿病是有可能預防的。

㈠一級預防

一級預防是指最大限度地減少糖尿病的發生率。糖尿病是一種非傳染性疾病，雖有一定遺傳因素起作用，但關鍵作用的是後天的生活因素和環境因素，現已知道熱量過度攝入、營養過剩、肥胖、缺少運動是發病的重要原因。這些原因是和人們的進食觀、生活方式相關的，一旦養成，就增加糾正的難度。熱量攝入適當、低糖、低鹽、低脂、高纖維、維他命充足是最佳的飲食配伍，對體重進行定期監測，將體重長期維持在正常水平是至關重要的。體重增加時應及時採取限制飲食和增加運動使其回歸正常。運動不但可消耗多餘的熱量，維持肌肉量，還能提高充實感和欣快感。當然運動要講究科學和藝術，循序漸進，量力而行。照顧興趣，結伴進行，易於獲得效果，也便於堅持。要杜絕和戒掉一切不良習慣，戒菸和少飲酒，對於高危人群——雙親中有家族史者、肥胖者、血糖偏高、中老年、缺乏運動者，尤其要加強預防和定期監測。

㈡二級預防

二級預防是早期發現糖尿病人並積極治療。應將血糖測定列入中老年常規的體檢專案。如有皮膚感覺異常、性功能減退、視力不佳、多尿、白內障等要仔細鑑別，以期獲得早期診斷和早期治療。一旦確定糖尿病，就要樹立終生做鬥爭的觀念，要綜合調動飲食、運動、藥物的手段，將血糖平穩地控制在接近正常或正常的水平。

㈢三級預防

三級預防的目的是延緩糖尿病慢性合併症的發生和發展，減少其傷殘和死亡率。要對糖尿病慢性合併症加強監測，做到早期發現。應當指出，早期併發症在一定程度上是可能治療的，甚至使併發症消除，功能恢復正常。中、晚期療效不佳，乃至不可逆轉。

第八章

養生與中草藥抗衰老

運用傳統中藥養生保健，歷史悠久，幾千年來，祖國醫藥寶庫中不僅發掘了各種各樣的保健藥物，而且創造出不少行之有效的延年益壽方藥。我們的祖先從中藥進補中，不斷積累了豐富的經驗，形成了較爲系統的一套理論，這些富有民族特色的經驗總結理論知識，不但散見於各種古醫籍中，凡文、史、哲和儒、釋、道經典也多有記載。我國第一部詩歌總集《詩經》，就記載了一百餘種有利於健康的藥物。《山海經》雖然不是醫藥學專著，但其中收載藥物達一百二十四種之多，有不少藥物具有補益抗衰老的作用。漢代的《神農本草經》共收載三百六十八種藥物，分上、中、下三品，列爲上品者爲延年益壽之品。明代偉大的醫藥學家李時珍著《本草綱目》巨著中記載了一千八百九十二種藥物，具有抗衰老延年作用的藥物有二百三十五種，並選錄延壽方劑八十九則。清代統治階級熱中於服用長生不老方藥，如壽益膏、補益資生丸、菊花延齡膏、松齡太平春酒等。爲後世研究延緩衰老藥物，提供了寶貴資料。

當前，社會經濟在發展，科技在進步，人們的生活水準的提高，醫學模式也在改變，由單純治療型向預防型轉變。「保健養生」已逐步深入到人們的日常生活中去，人們對吃、穿、用等物要求取自天然者爲好。因而越來越多的補養中藥已廣泛用於保健食品、保健飲料、美容化妝品、藥膳、藥浴、藥枕等提供給人們選擇。

使用傳統中藥來補益老年人氣、血、陰、陽的不足，治療各類老人常見疾病，延緩人體的衰老進程，是我國傳統養生學說的重要組成部分。古代醫學家認爲，衰老是一自然現象，服補藥不是唯一辦法。又說：「雖常服藥物，而不知養性之術，亦難以長生也。」而主張綜合調攝與氣功導引並重創造出許多如「食養與藥補結合」、「養心與藥補結合」、「氣功與藥物結合」等等方法，極大地豐富了祖國養生學的內涵，時至今日仍被國內外許多養生學家們所沿用。

一、補氣藥

1.人參：自古人參被作爲名貴的補品，古人說它有扶危救脫之功、起死回生之效，並有「地精」、「神草」、「長命草」美名。

現代科學已向人們揭示了人參「起死回生」「防老抗衰」、「益智養神」的奧祕。是因人參含有人參皀甙和人參多糖等活性物質。人參皀甙是提高人的腦力和體力勞動能力，抗疲勞、提高思維活動效率，保護心臟，改善心肌代謝，降低血糖及延緩衰老的主要成分。而人參多糖則是提高肌體免疫力、增強肌體對有害刺激的防禦能力和抗腫瘤的有效成分。

2.生曬參：性平和，不溫不燥，既可補氣，又可生津，用於扶正祛邪，增強體質和抗病能力。紅參，補氣中節有溫燥之性，長於振奮陽氣，用於急救回陽。

3.糖參：性最平和，效力相對較小，用於健脾益肺。

4.野山參：爲參中之上品，大補元氣，但資源少，價格昂貴。

5.西洋參：西洋參作爲滋補珍品已有幾千年史。西洋參又稱花旗參，主要產於美國和加拿大，其味甘，微苦，性涼，功能補氣養陰，清火生津，爲清補保健之妙品，爲體育保健佳品，有預防腦中風之功，對歌唱演員有益嗓音保健。

6.黨參：以桔梗科植物黨參的根入藥，性味甘平，有補中益氣、養血生津之功效，爲平補保健之品。雖與人參功同，但力量緩弱，常作爲人參的代用品。現代研究本品有強壯作用，能增強身體抵抗力，使紅血球增加，白血球減少，使周圍血管擴張，降低血壓，並能抑制腎上腺的升壓作用。

7.黃芪：藥用其根，爲重要的補氣藥。味甘，性微溫，功能助衛氣，固皮表，補中氣，托瘡毒，利小便，爲強壯保健之佳品。現代研究，本品有強心、保護肝臟、興奮中樞神經系統等多方面的強壯作用，若大劑量（三十至六十克）有降壓、利尿、增加血漿蛋白作用，常用於高血壓、腎病者。若與當歸相配，能使大白鼠紅細胞電泳明顯加快，使其恢復到青年大鼠水平，說明當歸與黃芪相配有使「老年」紅細胞趨向於年輕化的作用，有利於抗衰老。

8.白朮：以菊科植物白朮的根莖入藥。其味苦、甘、性溫。有補脾益氣、滲濕利水、固表止汗之功，是脾胃虛弱、體弱自汗及妊娠胎動不安的常用藥。現代研究，本品可使胃腸分泌旺盛，蠕動增速，入血可使血循環加快，降低血糖和利尿作用。

9.黃精：以百合科植物多種黃精的根莖入藥，性味甘平，具有補脾潤肺、補腎益精、強筋骨、烏鬚髮、抗衰老作用。現代研究，黃精能弱強心肌收縮力，增加冠脈流量，改善心肌營養，防止主動脈粥樣硬化及脂肪肝，並能提高肌體免疫力，有促進造血功能，降代血糖作用。

10.甘草：又名粉草，其根及根莖藥用。性味甘平，功能健脾益胃，能清熱解毒，可解多種藥物中毒，解毒保肝，用於病毒性肝炎。現代研究，本品爲滑潤性祛痰藥，口服後能使咽喉粘膜減少刺激，適用於咽喉炎症，還證明甘草有抑制結核桿菌的作用，可用於肺結核。

11.五味子：爲木蘭科植物五味子的果實，味兼酸、辛、甘、苦、鹹而得名，功能斂肺定喘，滋腎澀精，止汗止瀉，生津止渴。現代研究，五味子與人參相似，均有「適應原」樣作用，能增強肌體對非特異性刺激的防禦能力，增強機體的條件反射機能，提高大腦皮層的工作能力，對呼吸中樞有興奮作用，它可調節心血管系統的病理、生理機能，可提高視力及擴大視野，對聽力有良好影響，還可對胃液分泌有調節作用，是作用廣泛的滋補強壯藥。

12.太子參：又名孩子參，藥用其塊根，是一味很好的清補之品，其補氣作用近似人參、黨參，但效力較差，而生津之力勝於黨參，可代西洋參用。

13.茯苓：爲多孔菌科植物茯苓的乾燥菌核入藥，味甘淡，性平。功能健脾利濕、益智安神，既能扶正，又可祛邪，古稱「上品仙藥」。現代藥理研究，茯苓主要成分是茯苓多糖，是一種非特異性免疫促進劑，它不僅能提高機體的抗病能力，且有較強的抗癌作用。茯苓中還含有茯苓酸、蛋白質、卵磷脂、麥角甾醇、組氨酸等。其中卵磷脂是一種神經系統滋補強壯劑，實驗研究還證明，茯苓有降血糖、抗潰瘍和利尿作用，作爲抗衰防老藥，古人常將茯苓與蒼朮配伍同用。

二、補血藥

1.熟地黃：是由地黃加黃酒拌和，蒸製而成。其味甘，性微溫，功能滋陰補血。現代研究證明，地黃有明顯的強心作用，特別是對衰弱的心臟，其作用更明顯。此外，地黃尚有抗炎和保肝作用。近來的實驗研究結果證明：地黃能防止細胞老化，增強神經的反射機能。因此，地黃不僅有強壯功效，而且具有抗衰防老作用。

2.當歸：以傘形科植物當歸的根入藥，味甘、辛、苦，性溫，功能能補血活血、潤腸通便。臨床和實驗證明，本品有抗貧血、抗維他命E缺乏和鎮靜、鎮痛、降血脂等作用，還可增加冠脈血流量，對子宮有雙向調節作用，是重要的保健中藥。前人把當歸稱之爲「婦科專藥」。

3.阿膠：爲黑驢皮經過漂泡去毛後，加冰糖等配料熬製而成。其味甘，性平，有補血、止血、滋陰潤肺、調經安胎作用，爲歷代喜用的滋補珍品。據研究，阿膠主要是由膠原及其部分水解物合成的，含氮百分之十六點四三至點五四，基本上是蛋白質。藥理實驗結果表明，阿膠能促進紅細胞及血紅蛋白生成，並能改善動物體內的鈣平衡，使血鈣升高。此外，還有防治進行性肌營養障礙的作用。

4.何首烏：爲常用的滋補強壯劑，以蓼科植物何首烏的塊根入藥。味苦，甘，澀，性微溫。若生用，功在潤腸通便，若製用，功在補肝腎，益精血。現代研究證實何首烏有促進紅細胞發育、降低膽固醇、抗動脈硬化和輕瀉等多種藥理作用，故爲重要的抗衰老藥物之一。它不僅爲滋補強壯佳品，亦爲烏髮、悅顏、潤澤肌膚之要藥。

5.枸杞子：以茄科植物寧夏枸杞的成熟果實入藥。味甘，性平，功能補腎生精、益血明目、烏髮悅顏，爲滋補肝腎之佳品，歷代保健良藥。藥理學研究，枸杞能降低血中膽固醇，有抗實驗性動脈硬化的作用，故用其防治高脂血症、動脈硬化高血壓、冠心症等老年性疾病。

6.白芍：爲毛茛科多年生草木植物栽培種芍藥的根，分赤、白兩種。其中赤芍偏於行血散淤，白芍偏於養血益陰。赤芍瀉肝火，白芍養肝陰。赤芍散而不補，白芍補而不散。白芍味酸苦，性微寒，有養血榮筋、緩急止痛、柔肝安脾作用，爲婦科常用藥。

7.雞血藤：爲昆明雞血藤和山雞血藤的藤莖。味甘苦，性溫，功能補血養血、通經活絡。現代研究證明，有升白血球作用，可用於放射線照射後白細胞下降。

三、補陽藥

1.鹿茸：爲雄性梅花鹿或馬鹿頭上尚未骨化而帶茸毛的幼角，爲貴重補藥。鹿，古人認爲乃是「仙獸」，鹿的一身皆是藥：鹿肉多作爲益陽氣、補精血、強筋骨作用；鹿皮治婦女白帶，血崩不止，腎虛滑精；鹿骨作爲補益虛羸、強筋壯骨藥，鹿內臟皆有補益作用。鹿茸爲血肉有情之品，既能溫補腎陽，又能補益精血，溫而不燥，能治多種病症；事實證明，常服本品有健身防病、抗衰老之效。

2.鹿角：爲鹿茸成長，茸毛脫落，已骨化的老角，味鹹，性溫，作用與鹿茸差不多，但作用較緩弱，可用爲鹿茸代替品。

3.鹿角膠：爲鹿角熬成的膠，功用大致與鹿茸相似，但補力緩慢，生精血，止血崩。

4.鹿角霜：爲鹿角熬膠後的殘渣，其溫補功小於鹿角和鹿角膠，可用於脾胃虛寒、食少便溏症。

5.鹿鞭：爲鹿的雄性外生殖器，功能補腎壯陽、益腎暖宮，用於腎虛所致的陽痿、耳鳴、婦女宮寒不孕等症。

6.海狗腎：爲雄性海狗的外生殖器，藥用其陰莖及睪丸，主要功效是補腎壯陽、益腎固精，可用於腎虛致陽痿，或舉而不堅、堅而不久，或滑精、精冷，腰膝冷痛、痠軟。

7.海馬：常用有克氏海馬、刺海馬、大海馬，藥用其全體，味甘鹹，性溫。功能補腎陽，可用於陽痿、遺尿、腎虛、哮喘，另海馬有活血祛淤，可用於難產、痞塊、療瘡腫毒。

8.蛤蚧：以壁虎科動物蛤蚧除去內臟的乾燥品入藥，用時去頭足，味鹹，性平，功能補肺定喘，益腎助陽。現代藥理研究，蛤蚧的乙醇提取物可延長雌小鼠的動情期，對去卵巢鼠則可出現動情期，並使子宮及卵巢重量增加。以小鼠前列腺、精囊、提肛肌重量爲指標，蛤蚧提取液表現雄性激素樣作用，可治陽痿，抗衰防老之功效。

9.紫河車：爲健康產婦娩出新鮮胎盤，剪去臍帶，洗淨血液，烘乾而成，是一味補氣養血、補腎益精的保健佳品，味甘鹹，性溫，有強壯身體、預防疾病、延年增壽作用。現代藥理研究，紫河車含有多種免疫因子，能提高人體的免疫機能，增加機體的抗病能力。紫河車尙含用多種激素，可促進胸腺、脾臟、子宮、陰道、乳腺、甲狀腺、睪丸等器官的發育。國外研究報導發現它含有許多重要的抗病因子如「止血因子」、「抗衰老因子」、「抗白血病因子」及「抗肝硬化因子」。紫河車所含有的「抗衰老因子」、「免疫因子」以及所含有的多種激素與酶，可能是其抗衰防老的物質基礎。

10.九香蟲：又名屁巴蟲，爲蝽科昆蟲九香蟲的乾燥全體，味鹹，性溫，功能理氣止痛、溫中壯陽，用於脾腎虧損、腰膝痠軟乏力、陽痿。

11.補骨脂：以豆科植物補骨脂的果實入藥，味辛苦，性溫，功能溫腎壯陽、固精縮尿、溫脾止瀉，是脾腎陽虛不亢不固的要藥之一。現代藥理研究，含用補骨脂乙素，能擴張冠狀動脈。有較高的選擇性，並不增加心肌內的無氧代謝，毒性也很低。另有報導，補骨脂的揮發油有抗癌作用，補骨脂乙素抑制肉瘤生長。近年有人研究補骨脂能顯著延長家蠶壽命。

12.杜仲：以杜仲科植物杜仲的樹皮入藥，性味甘溫，功能補肝腎、強筋骨、安胎。現代藥理研究，杜仲的提取液對動物有持久的降壓作用，杜仲之醇浸劑能抑制腸道對膽固醇吸收。

13.續斷：藥用其根，味苦，性溫，有補益肝腎、強壯筋骨、止血、安胎、通利血脈之功效。常用在腰肌勞損、扭傷。

14.鎖陽：藥用其肉質莖，味甘，性溫，功能益陽固精、強壯筋骨、潤腸通便，對腎虛陽痿、腰膝無力、遺精滑泄、尿血、便祕有較好療效。

15.肉蓯蓉：藥用其帶鱗葉的肉質莖，味甘、酸、鹹，性溫，功能補腎益精、潤燥滑腸，爲歷代益壽之佳品。現代實驗研究證實，肉蓯蓉確實顯著延長家蠶壽命。另有報導，用肉蓯蓉的提取液加入飼料餵大鼠，其體重增加比對照組爲快，證實有滋補強壯作用。

16.巴戟天：藥用其根，味辛甘，性微溫，用以補腎陽藥，兼有祛風寒濕痺的作用，由腎陽虛致性機能減退，如陽痿、早泄等可治療。

17.仙茅：爲石蒜科多年生草本植物仙茅的根莖，味辛，性溫，主要用於溫腎壯陽藥，兼有暖胃作用，可治療陽痿、精冷、滑精、尿頻、遺尿等症。

18.淫羊藿：藥用其全草，味辛、甘，性溫，有補腎壯陽、強健筋骨之效，爲中老年人腎陽虛常用保健藥。研究發現淫羊藿含淫羊藿甙、棕櫚酸、硬脂酸、油酸、亞油酸、植物甾醇等多種物質。動物實驗發現，淫羊藿能促進精液分泌，興奮神經，具有雄性激素作用。有人認爲淫羊藿的這種作用，可能與其含有豐富的錳有關。動物實驗結果表明，缺錳的雄性動物可發生睾丸退化、性功能低下，出現不育症。科學家還發現，人體內的錳可隨年齡增長而明顯減低，這與人性功能隨年齡增長而衰退是有密切關係的，說明錳很可能是一種對長壽有益的元素。淫羊藿尚含用維他命E，這也是一種公認的抗衰防老藥物。另外，還有擴張冠狀動脈、降低血脂及血壓的作用，對老年人健康有益。

19.菟絲子：以旋花科植物菟絲子或大菟絲子的種子入藥。味辛、甘，性平，功能補陽益精、養肝明目、烏髮悅顏、輕身益壽。有人研究發現菟絲子能顯著地延長家蠶壽命，菟絲子尚能安胎，爲孕期保健藥。

20.骨碎補：爲槲蕨的乾燥根莖，味苦，性溫，功能補腎壯陽、祛風除濕、活血止痛。經研究，骨碎補有促進骨質癒合、活血消腫作用，常用於筋骨損傷、骨折、骨裂及關節炎。

21.懷牛膝：以莧科植物懷牛膝的根入藥，性平，味甘、苦、酸，功能補益肝腎、舒筋活血、強壯筋骨。現代研究認爲，本品含促脫皮甾酮、牛膝甾酮等成分，具有促進實驗動物肝腎細胞內RNA和蛋白質合成的作用，爲牛膝在保健功能提供了依據。

22.芡實：以睡蓮科植物芡的成熟種仁入藥。味甘、澀，性平，有健脾養胃、益腎固精作用。據研究，每一百克芡實碳水化合物三十二克，蛋白質四點四克，脂肪零點二克，鈣九毫克，磷一百一十克，鐵零點四毫克，維他命B_1零點四毫克，B_2零點六八毫克，尼克酸二點五毫克，維他命C六毫克，是作爲一種強壯滋養藥。

四、補陰藥

1.麥門冬：以百合科植物沿階草的塊根入藥，味甘、微苦，性微寒，功能養陰潤燥、生津止渴、清心除煩、延年益壽。現代研究，沿階草塊根含多種甾體皂甙、B-穀甾醇及氨基酸，其藥理作用能明顯提高小鼠的耐缺氧能力，其改善心絞痛和心電圖的作用可能與此有關。

2.天門冬：藥用其塊根，味甘、苦，性寒，功能清肺降火、滋陰潤燥、健身延年、潤肌悅顏。現代研究，含有天冬素、粘液質、B-穀甾酮及5-甲氧酸甲基糖酸，所含苦味成分爲甾體皀甙，其藥理有抗菌及抗腫瘤作用。

3.玉竹：以百合科植物玉竹的根莖入藥，味甘，性平，有養陰潤肺、益胃生津作用。現代研究證實，本藥確有強壯作用，其力緩和，有較好強心作用，長期服用可消除疲勞、強壯身體、抗衰防老、延年益壽，是康復保健的常用藥。

4.石斛：爲蘭科多年生附草本植物金釵石斛的莖，附生於高山岩石或森林中的樹幹上，味甘淡微鹹，性寒，功能清熱生津、益胃養陰。臨床研究，能增加胃腸功能，促進胃液分泌作用。

5.女貞子：爲木樨科植物女貞的成熟果實入藥，味甘苦，性涼，有補養肝腎、滋陰明目之功。現代研究表明，女貞子有強心保肝等強壯作用，利尿作用，對放射治療、化學治療引起的白細胞下降有升高作用。

6.旱蓮草：以菌植物鱧腸的全草入藥，味甘、酸，功能補益肝腎、涼血止血。臨床證實，治療再生障礙性貧血、功能性子宮出血、紫癜症有效，對烏髮、固齒有保健作用。

7.冬蟲夏草：爲麥角菌科眞菌冬蟲夏草菌，寄生在蝙蝠科昆蟲蟲草蝙蝠幼蟲上的子座和蟲體。冬蟲夏草是與人參、鹿茸齊名的三大補品之一，只生長在我國西南海拔三千米以上的高山雪原上，其藥用和營養價值很高。據分析研究，每百克草含蛋白質二十五克、脂肪八點四克（其中百分之八十二爲人體不能合成而必需的不飽和脂肪酸）、碳水化合物二十八點九克、粗纖維十八點五克、灰分四點一克、游離氨基酸十二種、水解液含氨基酸十八種，並含有無機元素、蟲草酸（D-甘露醇）、蟲草素、維命B_{12}、六碳糖醇、生物鹼等營養成分，經常食用，對人體養生保健大有裨益。現代研究表明，冬蟲夏草具有免疫增強作用，能增高小鼠腹腔巨噬細胞的吞噬指數和吞噬百分率，增強機體的免疫功能，還有抗缺氧作用及增加心肌血流量，亦可降低血清膽固醇及B-脂蛋白。本品還有鎮靜、抗腫瘤、抗菌、抗病毒作用。除藥用外，也做藥膳用。如「蟲草雞」是宮廷御膳佳珍，具有特殊的清香和鮮味，「補而不膩，厚而不張」。

8.山萸肉：以山茱萸科植物山茱萸的果肉入藥，味酸澀，性微溫，功能補腎益肝、收斂固澀，爲標本兼顧的保健藥。現代研究，山茱萸含山茱萸甙、皂甙、鞣質，熊果酸、沒食子酸、蘋果酸、酒石酸、維他命A。體外實驗能殺死小白鼠腹水癌細胞，對化療和放療引起的白細胞下降有升高作用，並能利尿及降壓。

9.沙參：有南北之分，南沙參以桔梗科植物輪葉沙參、杏葉沙參的根入藥，性味苦寒，功能清養保健之品，對風熱感冒有功效。

10.靈芝：爲多孔菌科植物紫芝或赤芝的全草，生長於深山老林腐朽樹椿或岩石縫隙。靈芝有赤、青、黃、白、黑、紫之分，功效雖各有所不同，但六芝均有「久服輕身，不老延年」之功效。由於其功能眾多，故歷來被視爲珍貴補品，常服可促進臟腑的生理機能，增強體質，堅筋骨，駐容顏，使人耳目聰明，精力充沛，健康長壽。

現代研究表明，靈芝的藥理作用十分廣泛，如增加心肌血流量、改善心肌代謝、提高實驗動物耐缺氧能力、調節中樞神經系統功能、提高機體非特異性免疫功能、增強蛋白質合成、保護肝臟、促進肝細胞再生等等。此外還可增進食欲、幫助消化、抗心律失常、降酶、降糖、降脂、降壓。動物實驗能延長果蠅的平均壽命。目前常用來治療神經衰弱、急慢性肝炎、高血壓冠心病、心律失常、高脂血症、白細胞減少及糖尿病是很有前途的保健藥。

11. 柏子仁：以柏科植物側柏的種仁入藥，性味甘平，有養心安神、滋腎養肝、舒脾潤腸、美顏烏髮保健作用。臨床應用證實，本品確有滋養強壯安神作用，對心悸、失眠、健忘、神志恍惚有良效。

12. 龜板：爲龜科動物烏龜的腹甲。烏龜是最長壽的動物，能活百年以上。科學研究發現，烏龜長壽的原因是由於其細胞的分裂代數比其他動物細胞分裂代數多得多，人一般只有五十代左右，烏龜則可以一百一十代。有人發現龜體內沒有致癌因素，也是長壽原因之一。烏龜有極強的生命力，幾月甚至幾年不吃不喝也不至死亡。目前臨床上把龜板作爲滋補強壯藥使用。

13. 鱉甲，爲鱉的背甲，味鹹，性涼，是常用的滋陰清熱藥，有軟堅散結作用兼能平衡潛陽，對潮熱顴紅、肺癆乾咳、痰中帶血、婦女經閉、氣血不暢、腹中淤積結滯生塊者，治療效果較好，因鱉甲能抑制結締組織增生和提高血漿蛋白的作用，可治療慢性肝炎肝腫大及血漿蛋白倒置的患者。

五、其他類保健藥

此類保健藥雖然沒有上述藥物具有明顯的補氣、補血、補陰、補陽作用，但對人體仍有較好的保健作用，且均爲現代科學研究所證實的，常用的有：

1.決明子：爲豆科植物決明子的成熟種子，味甘、苦、鹹，性涼，功能益腎清肝、明目通便，最常用的明目保健藥。藥理實驗結果表明，決明子水浸液、醇浸液對麻醉犬、貓、兔等皆有降壓作用。決明子含大黃素有抑菌及瀉下作用，並對人高脂血症有明顯降脂功效。

2.蒼朮：以菊科植物南蒼朮、北蒼朮的根莖入藥，味辛、苦，性溫，功能健脾祛濕、強壯明目及預防瘟疫作用。研究發現，蒼朮含有豐富的維他命A，故有明目作用。北京醫院老年病研究所用維他命A、C合劑對人胚肺二倍體細胞能壽命延長百分之二十八，對體外培養的人肺二倍體細胞有抗老化作用，是因爲蒼朮能調節胰島細胞功能，穩定內環境，提高免疫機能，增強機體抵抗力，達到興奮、強壯、激發提高人體機能的作用。

3.砂仁：以薑科植物陽春砂、海南砂或縮砂的成熟果實或種子入藥。味辛，性溫，有行氣、調中、醒脾、開胃、助消化作用。近代藥理研究，砂仁有芳香健胃作用，促進胃液分泌，幫助消化。

4.菊花：以菊科植物菊的頭狀花序入藥，味甘，微苦，性微寒，有疏風散熱、清肝明目作用。藥理學研究證實，菊花可增強毛細血管的抵抗力，並有降壓、降脂作用，對預防動脈硬化是有益的。古人稱菊花有烏鬚黑髮作用。

5.石菖蒲：以天南星科植物石菖蒲的根莖入藥，味辛、苦，氣芳香，性溫，功能養心、健腦、聰耳、化濕、開胃進食。現代藥理研究，石菖蒲所含揮發油有鎮痛效果，並能延長戊巴比妥鈉的麻醉時間。此外，還有促進消化液的分泌、制止胃腸異常發酵，以及弛緩腸道平滑肌痙攣的作用。故之，石菖蒲不是補益之品，但其有明顯的保健作用。

6.五加皮：正品應是刺五加的根皮，有南北之分，南五加皮祛風濕、壯筋骨效較優，北五加皮消水腫效較好。研究證實，五加皮具有「適應原」樣作用，能增強機體非特異性防禦能力，提高機體的抗病能力，並能調節機體的病理過程，使機體的機能狀態趨向於正常化，此外還有顯著的鎮靜作用。

7.白蒺藜：爲蒺藜科一年生或多年生草本植物蒺藜的果實。有疏肝明目、袪風行血之效。研究發現，刺蒺藜具有精神健康活性和抗食欲活性，對抗衰防老是有益的。

8.澤瀉：爲澤瀉科多年生沼澤植物澤瀉的塊莖，味甘，性寒，用於利尿滲濕藥。現代經研究，澤瀉可降壓，降糖，降血脂，抑制結核桿菌的生長，有一定的延年益壽作用。

六、藥物養生保健的基本原則

自古道：「是藥三分毒。」所以在進行進補藥養生保健的時候一定要十分愼重，必須遵循以下原則：

1. 要「**虛則補之**」：用補益法進行調養，儘管一般多用於老年人和體弱多病之人，但老年人中也有無病體健之人，這些人一般不須服用補藥，即無虛則不用補。貿然進補，很容易導致機體的氣血陰陽平衡失調，不僅無益，反而有害。

2. 要「**適可而止**」：其原因，凡是藥物皆有一定偏性，藥物就是利用它的偏性來糾正人體的偏性。在使用補藥時一定要忌濫用無度，防補多壅滯。若唯虛是補、盲目濫補反害機體。

3. 要「**辨證進補**」：證，是指症候，它是機體在疾病發展過程的某一階段的各種症狀的病理概括，由於證候提示了病變的部位、原因和性質，因而它比症狀更全面、更深刻、更正確地反映疾病的本質。所以，中醫診治疾病都從症候入手的，運用補藥也一定要辨證進補，分清氣血陰陽、寒熱虛實，根據不同體質，適當給予滋補藥物。

4. 要「**顧護脾胃**」：脾胃爲後天之本，百病皆始於脾胃。如大病、久病之後或年老體弱的虛衰常非一臟一腑，多見五臟皆虛，氣血陰陽俱不足，此時用補當遵「五臟不足，調於胃」的原則，通過補脾胃使脾氣先旺，則氣血陰陽化生有源，五臟六腑皆得其養。此外，在「虛不受補」的情況下，也要首先護脾胃。所謂「虛不受補」是指體質虛弱較甚或陰陽氣血俱虛時，當用補藥時若脾胃不健反可致氣機壅滯，加重脾胃之虛，藥力難行，故要以運脾爲先。

5. 要「**盛者宜瀉**」：藥物養生固然是年老體弱者益壽延年的輔助方法，以補虛爲主也無可厚非。然而體盛而本實者也並不少見，只談其虛而不論其實，未免失之過偏。因此，瀉實之法也是抗衰延年的一個重要原則。但要注意的是，不可因體盛而過分攻瀉，攻瀉太過則易導致人體正氣虛乏，不但起不到益壽延年作用，反而適得其反。瀉實之法，以不傷其正爲原則。

第九章 養生與天年、壽夭

一、天年有多長

《說文解字》中老年的定義爲：「七十曰老」、「八十曰耋」、「九十曰耄」。《黃帝內經・素問・上古天眞論》記載：「上古之人，其知道者，法於陰陽，和於術數，食飲有節，起居有常，不妄作勞，故能形與神俱，而盡終其天年，度百歲乃去。今時之人不然也，以酒爲漿，以妄爲常，醉以入房，以欲竭其精，以耗散其眞，不知持滿，不時御神。務快其心，逆於生樂，起居無節，故半百而衰也。」指出上古之人由於遵循長生法則，故能度百歲乃益壯，而今時之人違背長生法則，則半百而衰；並明確提出天年的概念。天年是指人的自然壽命極限。《黃帝內經・素問・五常政大論》討論壽夭與陰精、陽精、地理、生化的關係時指出：「故治病者，必明天道地理，陰陽更勝，氣之先後，人之壽夭，生化之期，乃可以知人之形氣矣。」這爲臨床醫生診治老年病方面提供了準則。

人到底能活多久？人的自然壽命究竟有多長？這是人人都極為關注的問題。自古至今，經過許多醫藥學家、長生學家、生物學家和哲學家們的研究，可以大體上有以下的推算生物的自然壽命的方法：

1. 法國著名生物學家布豐（Comte de Buffon）提出：「哺乳動物的壽命均為生命期的五至七倍。」人類屬於哺乳動物，其骨骼生長停止期大約二十至三十歲，據此估算人的自然壽命應該是一百至一百七十五歲。
2. 理論上人類壽命與哺乳動物的壽命有某些共同規律性。通常認為，哺乳動物的最高壽命為其性成熟期的八至十倍。人在十四至十五歲左右性成熟，據此推算，人的最高壽命應為一百一十二至一百五十歲。
3. 人體自然壽命相當於細胞分裂次數與分裂週期的乘積。人體的細胞自胚胎開始分裂，平均每次分裂週期經為二點四年，可分裂五十次以上。因此人的自然壽命應該在一百二十歲左右。
4. 最近，生物學家利用選擇性培養使果蠅的壽命提高一倍；通常改變某一基因使線蟲的壽命延長百分之七十，此外用超低熱量食物餵老鼠，竟使其壽命達到相當於人活到一百六十歲的水平。

綜上所述，人的自然壽命應為一百二十歲～一百七十五歲之間。換言之，人是有可能活到一百二十歲以上的。然而，人要活到一百二十歲以上，也絕非易事。須知，大自然用數百萬年的時間創造了人類，與此同時，也給人類注入許多使之衰老邁向死亡的物質。還應看到，如果沒有和平的環境，沒有經濟的發展與科學的進步，健康與長壽只能是理想，難以成為現實。人類只有在戰勝疾病、延緩衰老方面做出不懈努力，創造出「奇蹟」才能使為數較多的人活到一百二十歲以上。只有到那時活到一百二十歲以上，方不再是「神話」，不再是只有極少數人所擁有的「特權」。

現在的問題：為什麼大多數人都未能盡享天年就離世而去？原因是多方面的，除了社會的、經濟的和科學的因素之外，一個重要的原因是不重視保健。現在死亡率最高的年齡段是三十至五十歲的人。絕大多是病死的，謂之「非自然死亡」或「病理性死亡」，有很少數的人是老死的（自然死亡）或「生理死亡」。

二、長壽地區與長壽國

長壽地區，雖然尚沒有統一標準，一般是以人口平均壽命、老年人口係數、百歲以上人口比例等三項指標確定。第一個長壽地區在南美洲的厄瓜多爾，在一個人口不足五百人的維爾卡巴汗長壽村中，很多人能活到一百二十至一百三十歲。第二個長壽地區是前蘇聯的高加索，是處於黑海與裡海之間的廣闊地區，屬於阿塞拜疆。這個地區的一個農場有一位叫莫契默德·麥華卓夫的男人壽命為一百四十二歲，其妻一百二十歲，女兒一百歲。第三個長壽地區是位於巴基斯坦與中國及阿富汗接壤的喀喇崑崙山的高峰山谷之中的豐札。這裡的人內食較少，主要吃素食，百歲壽星們參加勞動。第四個長壽地區是中國的新疆，百歲老人也是住在高山上，新疆英吉沙縣吐地沙拉依的家庭有長壽的歷史：他的母親活到一百一十歲，他的哥哥終年一百三十五歲，還有二個弟弟也分別活到一百零三歲及一百零一歲。他本人身高一點五九公尺，身體硬朗，不吸菸，不飲酒，性格開朗，生活非常有規律，沒有得過大病，一九二九年吐地沙拉依年高八十歲（生於一八四九年）還騎毛驢去沙烏地阿拉伯經商，一九四九年返回家鄉時，他已一百歲。第五個長壽地區是廣西省巴馬縣，海拔四百三十五至六百九十八米的山區百歲老人也一直參加田間勞動，該縣最高壽命者爲一百一十二歲。

按國家論長壽國，日本是世界冠軍。日本一九七〇年進入老年型國家，日本的人口老化速度最快，日本女性平均壽命是八十七點六歲。超過瑞典、法國，當屬世界長壽之國了。

經過專家對長壽者的研究，找出了健康長壽五個方面的共同因素：

1. 心理性格因素：長壽者中絕大多數性格豁達、開朗樂觀，待人謙和，對生活充滿信心。
2. 飲食營養因素：長壽者飲食結構大都爲低熱量、低脂、低動物蛋白，多蔬菜類型。
3. 環境因素：大都生活在雨量充足、濕度適宜、青山綠水、空氣清新、水源潔淨的地區。
4. 勞動鍛鍊因素：大都常常從事體力勞動或體育鍛鍊。
5. 微量元素：百歲老人頭髮中具有富硒、富錳和低鎘的特徵，這類元素能起到預防冠心病和腫瘤的作用。

科學家把一個人的壽命比作是一個三角形面積，底邊是先天賦予的遺傳因素，另兩邊則是後天的環境因素。環境包括：衣、食、住、行、疾病、精神、氣候等。被稱爲「壽命三角」。

每一種動物壽命不一樣，是因爲牠的遺傳因素不相同，但即使先天的遺傳因素不好，也可後天在衣、食、住、行、疾病、精神、氣候等方面抗病、防病，照樣可延年益壽。

如何達到長壽?長壽又始於健康，健康要來自保健。地球人的平均壽年七十多歲，我們只有六十六點八八歲，還沒達到平均壽命。經學者研究後認爲長壽者的條件：

1. 有長壽的前輩、父母、祖父母、外祖父母六人總共活過四百七十五年者，本人就有長壽的可能。
2. 本人脾氣好，不憂愁，不易激動，心胸開闊，不管遇到什麼困難和不幸，都從容不迫，以樂觀態度對待，這樣的人常能長壽。
3. 無菸酒嗜好。不吸菸，不喝酒，可以減少身體器官的損傷，也可避免酗酒而造成意外傷亡。凡是平時有良好生活習慣亦能長壽。
4. 沒做過大手術，活到九十歲以上的人，在高齡前很少做過外科手術。只有少數人做過小手術，說明他們沒有嚴重的外科疾病。
5. 平常身體並不太健壯，相當多的長壽者平時身體並不很強壯，但無大病，這些人卻能長壽。

第十章 養生與古歌謠、詩詞、名著

一、養生古歌謠

〈笑之歌〉

笑一笑心開竅，桑榆景色更美妙。
笑一笑年轉少，心情舒暢遲衰老。
笑一笑疾病少，精神樂觀賽仙草。
笑一笑老來俏，夫妻白頭伴到老。
笑一笑兒孫繞，天倫之樂多熱鬧。
笑一笑四鄰好，和和睦睦相關照。
笑一笑喜鵲報，人生第二春天到。
嘻嘻笑哈哈笑，快活還比神仙好。

〈**養生銘**〉

衣不在華，禦寒則行。食不在精，健身則靈。

延年益壽，吾輩所冀。常怡然自娛，面瀟灑人生。

談笑有知友，往來無庸碌。可以遨名山，遊大川。

無菸酒之惡癖，無名利之勞形。

養性以寡欲，淡泊以明志。銘者曰：養生是宗。

曹雪芹《紅樓夢》中的〈好了歌〉：

世人都曉神仙好，唯有功名忘不了；古今將相今何在？荒塚一堆草沒了。世人都曉神仙好，唯有金銀忘不了；終朝只恨聚無多，及到多時眼閉了。世人都曉神仙好，唯有嬌妻忘不了；君生日日說恩情，君死又隨人去了。世人都曉神仙好，唯有兒孫忘不了；癡心父母古來多，孝順兒孫誰見了！

林則徐：

「子孫若如我，留錢幹什麼？賢而多財，則損其志。子孫不如我，留錢做什麼？愚而多財，益增其過。」

明養生家鄭某《昨非庵日纂》中養生要訣〈坐忘銘〉云：

「常默元氣不傷，少思慧燭閃光，不怒百神和暢，不惱心地清涼。」

它告訴老年朋友：如果你想要保養元氣，最好的辦法莫過於「常默」，因爲古人有「多言傷氣」的告誡；如要聰慧內照，「少思」的辦法也有它一定的道理，否則思慮過度，反而使人昏昏；如何百神和暢？「不怒」是至爲重要的一個方面，因爲怒則血脈逆上而行，擾亂人體正常的生理機制；如果心地清涼，就得徹底斷絕煩惱，原因是煩惱擾人，使人會變得憔悴早衰。

〈寬心謠〉

日出東海落西山，愁也一天，喜也一天；
遇事不鑽牛角尖，人也舒坦，心也舒坦；
每月領取退休金，多也喜歡，少也喜歡；
少葷多素日三餐，粗也香甜，細也香甜；
新舊衣服不挑揀，好也禦寒，醜也禦寒；
常與知己聊聊天，古也談談，今也談談；
全家老少互慰勉，貧也相安，富也相安；
內孫外孫同樣看，兒也心歡，女也心歡；

早晚操勞勤鍛鍊，忙也樂觀；閒也樂觀；
心寬體健養天年，不是神仙，勝似神仙。

老年人應從〈寬心謠〉中受到啓發，知足者常樂；淡泊名利而寧靜致遠，自己寬慰自己，自得其樂。清閒時，適當做些家務，活動活動身體，多參加些社會公益性活動；或走出戶外感受湖光山色，鳥語花香，學會開心樂觀地生活；保持恬靜的心境，那麼，你的晚年生活就會變得開心、幸福。

二、養生詩詞

養生詩詞，堪稱是我國古代詩苑中的奇葩異花，它是我們挖掘、整理傳統養生之道的又一個重要方面和延年益壽的法寶。

〈長歌行〉 漢樂府

仙人騎白鹿，髮短耳何長！
導我上太華，攬芝獲赤幢。
來到主人門，奉藥一玉箱。
主人服此藥，身體日康彊。
髮白復更黑，延年壽命長。

漢樂府，是漢代入樂詩體的名稱，在內容上反映當時廣闊的社會生活，它分五言、七言、和雜言等。

此詩為較早描述「壽星」形象的詩詞，主要說明了傳統中草對人體健康的重要作用。

〈龜雖壽〉 曹操

神龜雖壽，猶有竟時。
騰蛇乘霧，終為土灰。
老驥伏櫪，志在千里。
烈士暮年，壯心不已。
盈縮之期，不但在天。
養怡之福，可得永年。
幸甚至哉，歌以詠志。

本首詩歌表現一種自強不息、老當益壯的進取精神與豪邁氣概，同時指出人們不應甘心把壽命讓天來掌握，因此一定要注意養生之道，爭取延年益壽。

本詩為三國時期著名政治家、軍事家、文學家曹操所作，距今約有兩千年的曹操，就敢於提出要與天爭壽，這個觀點確實難能可貴。

〈結廬在人境〉 陶淵明

結廬在人境，而無車馬喧。
問君何能爾？心遠地自偏。
採菊東籬下，悠然見南山。
山氣日夕佳，飛鳥相與還。
此中有真意，欲辯已忘言。

此詩是晉代著名詩人陶淵明歸隱田園時所作，反映出他遠離塵囂、恬靜安謐、與世無爭的農村生活。同時，詩中謳歌了能夠陶冶精神、空氣清新、風景優美的大自然。

〈孫真人養生銘〉 孫思邈

怒盛偏傷氣，思多太傷神；神疲心易役，氣弱病相侵。
勿使悲歡極，當令飲食均；再三防夜醉，第一戒晨嗔。
夜靜鳴雲鼓，晨興嗽玉津；妖邪難犯己，精氣自全身；
若要無百病，常須節五辛；安神當悅樂，惜氣保和純。
壽夭休論命，修行本在人；若能遵此理，平地可朝真。

此爲唐代大醫藥學家孫思邈的重要養生文獻，原文提出了養生的一些具體措施，如調攝精神、功法鍛鍊、醉勿入房等，這些都是切實可行的。

〈江村〉　杜甫

清江一曲抱村流，長夏江村事事幽；
自來自去樑上燕，相親相近水中鷗；
老妻畫紙為棋局，稚子敲針作釣鉤；
多病所須唯藥物，微軀此外更何求？

本詩爲「詩聖」杜甫所作，該詩表現出一個病後，宜安下心來，專心致志治病的體會。此外，還要從事一些有益於身體康復的活動，如下棋、釣魚、靜神等。

〈海漫漫〉　白居易

海漫漫，直下無底旁無邊。
雲濤煙海最深處，人傳中有三神仙。
山上多生不死藥，服之羽化為天仙。
秦皇漢武信此語，方士年年採藥去。
蓬萊今古但聞名，煙水茫茫無覓處。

海漫漫，風浩浩，眼穿不見蓬萊島。
不見蓬萊不敢歸，童男童女舟中老。
徐福文成多誑誕，上元太一虛祈禱。
君看驪山頂上茂陵頭，畢竟悲風吹蔓草！
何況玄元聖祖五千言，
不言藥，不言仙，不言白日升青天。

此詩爲唐代大詩人白居易所作，詩中諷刺以求仙博取長生的錯誤想法，同時說明自己「不言藥，不言仙，不信白日升青天」的意思。

白居易，又叫白樂天。樂天者，樂天派民。白居易天是樂天派的人物，樂天使他贏得了高壽。

〈**養生三字經**〉　蘇軾

軟蒸飯，爛煮肉；溫羹湯，厚氈褥；
少飲酒，惺惺宿；緩緩行，雙拳曲；
虛其心，實其腹；喪其耳，亡其目；
久久行，金丹熟。

宋朝著名文學家，老人由於消化能力差，所以飯要軟，肉要爛，並且喝的羹湯要熱，衣著被褥要厚些，酒要少喝，並要多多休息，在睡眠不夠時則勤閉目養神，在走路時要緩慢、謹慎，且心境要放寬些，還要少用耳朵和眼睛，以清心怡情，休息得更好。照此飲食起居，並能持之以恆，就能有效地保養身體，健康長壽。

〈養生〉　陸游

受廛故里老為氓，三十餘年學養生；
倩盼作妖狐未慘，肥甘藏毒鴆猶輕；
忠言何啻千金藥，赤口能燒萬里城；
陋巷藜羹心自樂，傍觀虛說傲公卿。

此詩爲南宋大詩人陸游所作，本詩非常明確地指出養生的大敵是過分貪戀女色、美食，這樣做的後果比毒酒還厲害。

〈戲譴老懷〉　陸游

平生碌碌本無奇，況是年垂九十時。
阿囝略如郎罷老，稚孫能伴大翁嬉。
花前騎竹強名馬，階下埋盆便作池。

一笑不妨閒過日，歎衰憂死卻成癡。

（「郎罷」：閩人稱父為郎罷。）

這是南宋大詩人陸游〈戲譴老懷〉二首之一。是說老人常和小孫孫在一起作耍，會增加不少歡娛，對養生長壽甚有好處。否則，終日「歎衰憂死卻成癡」了！

三、養生名著

這裡所選用的養生名著上至先秦，下迄清代，系統地反映中國歷代養生之要領。

(一)《易經》

《易經》是我國三千多年前古典實用哲學著作《周易》中的第一部，它由卦辭及爻辭組成。經，今稱「筮辭」，由六十四卦組成，每卦有六爻，共三百八十四爻。經又分爲上下兩篇，「上經」三十卦，「下經」三十四卦。卦是由陰與陽兩種稱作「爻」的符號，由下而上，順序以六書構成。

在《易經》中蘊含有豐富的養生理論和經驗，主要包括「萬物一體的整體觀」、「動靜互涵的運動觀」、「陰陽和調的平衡觀」、「柔靜順緩的靜養觀」等。

(二)《論語》

《論語》本書大約成書於春秋、戰國之際，是儒家之經典著作，相傳由孔子的弟子及再傳弟子記述編纂而成，用來記錄孔子及其弟子言行的一部語錄著作。《論語》不僅是歷史上統治政權的精神支柱的和禮教，另一面也集中反映孔子的心身修養和生活習慣，包含著豐富的養生學內容，如孔子認爲：天道以中庸爲法，過猶不及，皆致失常，養生之道不離中庸可望頤養天年。又主張：「君子先愼乎德。」事實證明，以德立身是養生的重要根基。

《論語・鄉黨》：

食不厭精，膾不厭細。食饐而餲，

魚餒而肉敗，不食。

色惡，不食；臭惡，不食，失飪，不食；不時，不食。

割不正，不食；不得其醬，不食。

肉雖多，不使勝食氣。唯酒無量，不及亂。

沽酒市脯，不食；不撤薑食，不多食。

（食饐：食物存久而腐臭，食餲：食物存久而變味。）

此段原文反映出孔子非常重視飲食養生，如其中所說的飲食衛生、細嚼慢嚥等至今仍有指導意義。

(三)《孟子》

《孟子》是記述戰國繼孔子之後最出色的儒學大師孟軻的言行及他與時人或弟子相互問答的一部典籍。《孟子》爲儒家的重要著作，對後世在思想上、文學上均有重大影響。此外，書中還蘊藏著不少養生思想，尤其是他所倡導的「吾善養吾浩然之氣」。這種浩然之氣，就是人心中的神。由於孟子養神得法，其壽高達八十四歲。

《孟子・盡心下》：

> 養心莫善於寡欲。
> 其為人也寡欲，雖有不存焉者寡矣；
> 其為人也多欲，雖有存焉者寡矣。

此段原文指出，養生首先要節制自己的欲望，如若欲望太多，必至形累神耗。

(四)《荀子》：

《荀子》爲戰國時期思想家、教育家荀子所著。荀子，名況，漢代稱爲孫卿。主張以「禮」

來修身養性，其實質是扶弱抑強，調之使平，具有樸素的唯物辯證法思想。因此，這個「禮」在養生中可以理解爲按生命運動的自然規律辦事。

《荀子・修身》：

以治氣養生，則後彭祖；以修身自名，則配堯禹；
宜於時通，利以處窮，禮信是也。
凡用血氣、志意、知慮，
由禮則治通，不由禮則勃亂提僈。
食飲、衣服、居處、動靜，
由禮則和節，不由禮則觸陷生疾。
容貌、態度、進退、趨行，
由禮則雅，不由禮則夷固僻違、庸眾而野。

本段原文主要闡述修身養性要遵禮守法。凡是在動用血氣意志、思慮上，遵循禮道，就會顯得平正而通達；不遵守禮道，就會顯得悖亂而滯慢。總之，荀子強調仁義道行是長安之行、養生之要。

(五)《老子》

《老子》又名《道德經》，是中國古代一部偉大的哲學著作，又被稱爲中國養生學的理論源泉，爲後世道家奉爲經典。

老子養生觀爲「虛、靜、去欲、去己」。虛者，萬物不實之意。道家認爲天地始於無，無生有，萬物皆生於無。至虛爲無。虛心應物，自無窮盡。靜者，清明不躁之意。煩躁者，神不靜；狂躁者，身不靜。靜能制動，靜能制躁，靜可安心，靜可侵身，故曰人能靜者堅韌而牢。欲者，不可得而強求之，或已得而貪得無厭之謂也。謀名曰名欲，圖財曰利欲，貪色曰色欲，皆身外之物，求無止境，或亂心，或犯刑，或傷身，此爲養生者之第一大患。故當節之，當寡之，當去之，而不可放縱。去己，亦稱「忘我」，人生之患者莫過於死，求無患者，必先去己。何謂去己，不以生身爲患耳。老子曰：「以其不自主，故能長生。」此之謂也。

《老子・二十五》：

有物混成，先天地生。
寂兮寥兮，獨立而不改，周行而不殆，可以為天下母。
吾不知其名，字之曰道，強為之名曰大。
大曰逝，逝曰遠，遠曰反……
人法地，地法天，天法道，道法自然。

道生一，一生二，二生三，三生萬物，
萬物負陰而抱陽，沖氣以為和。

本段原文首先指出道儘管看不見、摸不著，卻是客觀存在的。在於其間生存的人，也就必須遵行天地變化之規律，如此才能合道，道合才能長生。

《老子‧第七十六章》：

人之生也柔弱，其死也堅強；萬物草木之生也柔脆，其死也枯槁。故堅強者死之徒，柔弱者生之徒。是以兵強則不勝，木強則兵。強大處下，柔弱處上。

本段原文的中心意思是貴柔戒剛，正如老子所云：「柔弱者生之徒。」即柔和之氣在人體是最有生氣之氣，就像那初生的嬰兒生機盎然、朝氣勃勃。而死亡的東西是僵硬的，僵硬總是與死亡連結在一起。由此可見，人們在養生過程中，不宜逞強於做某事，應當練就至柔之氣的道理。

(六)《莊子》

莊子（約西元前三六九—前二八六）名周，戰國時蒙丘（今河南商丘）人，一生貧困，其學本老子，與老聃齊名，世稱「老莊」，其著述名《莊子》。英國著名科學家李約瑟（Joseph Terence Montgomery Needham）博士，在他著名的《中國科技史》一書中，譽莊子爲世界科學的源頭。在書中記述了不少有關養生的理論，對中國養生學的形成產生過一定影響。

《莊子・養生主》：

吾生也有涯，而知也無涯，
以有涯隨無涯，殆已；已而為知者，殆而已矣。
為善無近名，為惡無近刑。緣督以為經，
可以保身，可以全生，可以養親，可以盡年。

本段原文高度概括莊子的養生觀，即「依乎天理，順應自然」。人們若能忘記世俗的榮辱觀念，順著自然的正道爲常法，就可以保全身軀，盡終其天年。

(七)《呂氏春秋》

《呂氏春秋》，本書爲呂不韋使其門客各著所聞，集體編纂而成。呂不韋，戰國末年趙國人，後入秦，爲秦襄王相，繼爲秦王政相國。

《呂氏春秋》雖然主要探論選賢任能、治國安邦的政治及經濟問題，但其中有不少篇章如〈盡數〉、〈重己〉、〈貴生〉、〈情欲〉、〈達鬱〉等專門討論有關養生的內容。其養生思想博採眾家之長，形成了自己的特色。

《呂氏春秋・本生》：

始生之者，天也；養成之者，人也。
能養天之所生而勿攖之謂天子。
天子之動也，以全天為故者也。
此官之所自立也；立官者以全生也。
今世之惑主，多官而反以害生，則失所為立之矣。
譬之若修兵者，以備寇也，
今修兵而反以自攻，則亦失所為修之矣。

本段原文節選自〈本生〉篇。所謂本生，即把保全生命作爲根本，認爲外物既可以養生，又可以傷生，而保全生命的辦法在於重生輕物，而不應當本末倒置。此篇是呂不韋「取利捨害」思想集中體現的篇章，只有從觀念上分清外物與生命孰輕孰重，這樣在行動上就能做到「利於性則取之，害於性則捨之」。

(八)《黃帝內經》

《黃帝內經》的攝生學說，突出了「不治已病治未病」的預防思想，並以「渴而穿井。鬥而鑄錐」爲比喻，來闡明治未來的重要意義，還提出「法於陰陽，和以術數」以及「虛邪賊風，避之有時」等具體方法。

在攝生的理論中，特別重視內因——人體的正氣，在防病、益壽延年中的重要作用，認爲人體眞氣的強弱盛衰，對疾病的能否發生和生命的壽夭，起著決定性作用。這就是〈素問〉第一篇篇名之所以叫視調節精神精志的方法方面。如〈上古天眞論〉所云：「恬惔虛無，眞氣從之，精神內守，病安從來。」又如〈四氣調神大論〉提出的「使志無怒，……使志安寧，……無外其志，……使志若伏若匿，若有私意，若已有得」等等，都是強調以內爲主的養生方法。

關於攝生的具體方法，除了強飲食、愼起居、適寒溫、和喜怒等生活方面的調攝外，還在整體觀念的思想指導下，在「四時五臟陰陽」的理論基礎上，提出了順自然四時陰陽變化的調攝方法。正如《黃帝內經・靈樞・本神》篇說：「故智者之養生也，必順四時而適寒暑，和喜怒而安居處，節陰陽而調剛柔。如是，則僻邪不至、長生久視。」如《黃帝內經・素問・四氣調神大論》所提出的春養生氣、夏養長氣、秋養收氣，冬養藏氣等，也就是根據四時陰陽變化而提出的具體養生方法。

總之，《黃帝內經》的攝生學說，突出了以內因正氣爲主導的預防爲主的理論原則。

第十一章 古代帝王、宮廷抗衰老食品、粥譜

一、抗衰帝王

中國古代帝王抗衰老著稱的有：

1.秦始皇（西元前二二一～前二一〇年）和漢武帝劉徹（西元前一四〇～前八七年）：以求神採藥的迷信爲主導。當時用植物藥有茯苓、菟絲、厚朴、澤蘭、菖蒲、山梨、橙、梔子、女貞等。動物藥龜，以及礦物藥雌黃、雄黃、赭石、白附等四十餘種，其中茯苓、菟絲等十九種收入在漢成書《神農本草經》列入「延年」之藥。

2.清代康熙皇帝愛新覺羅・玄燁（一六五四—一七二二）：他五十歲開始常洗海水澡，吃土茯苓代茶飲，以安魂養神，不饑延年，具黑鬢髮、補益虛損之功效。並服果酒，其原料有佛手、香圓、荔枝、桂圓、百合、青果（橄欖）、木瓜等，富含維他命Ｃ及ＳＯＤ等抗衰老物質。

3.雍正皇帝愛新覺羅・胤禛（一六七八—一七三五）：他於一七二三繼位後以服龜齡集藥及龜齡集酒以延年益壽。其原料有人參、鹿茸、海馬、枸杞子、丁香、穿山甲、雀腦、牛夕（即牛膝）、鎖陽、熟地、補骨脂、菟絲子、杜仲、石燕、肉蓯蓉、甘草、淫羊藿、大青鹽等味藥加工製成丸劑或酒用。現代研究，龜齡集具有顯著消除自由基的作用，已列入抗衰老藥物。

4.乾隆皇帝愛新覺羅・弘曆（一七一一—一七九九）：他從六十歲起吃人參、八珍糕（原料有茯苓、白朮、薏米、芡實、扁豆、白糖及白米粉蒸糕或製丸劑服用），另服參麥飲。現代研究人參確有抗衰老作用。

5.慈禧太后（一八三三—一九〇八）：她四十五歲開始服用抗衰老藥延齡益壽丹，和八珍糕及十全大補丸（其原料有人參、白朮、當歸、川芎、白芍、黃芪、茯苓、肉桂、熟地、甘草，製丸）。現代研究，人參、川芎、黃芪、茯苓、五味子等具有抗衰老作用。

二、宮廷抗衰老食品

㈠宮廷抗衰老雜麵

雜麵是用豆粉製成的一種「麵條」。雜豆麵含較高的蛋白質二十一克／百克，尤其紫花豆含維他命E九點一七毫克／百克、硒七十四微克／百克；紅豆含維他命E八點六一毫克／百克、硒五點七四微克／百克；綠豆含硒十點五八微克／百克。因此，豆麵製品顯著有抗氧化物——自由基，減少脂褐素——老年斑的形成，有效地提高機體超氧化物歧化酶（ＳＯＤ）的水平，從而具有抗衰老作用。

(二) 廷抗衰老餃子

抗衰老餃子有兩種，一種用豆粉（含維他命Ｅ、硒），麵粉做皮，番茄、枸杞做餡；另一種是羊肉餡（瘦羊肉、牛腎、木耳、大蒜、韭菜）。

上述兩種餃子，均含有ＳＯＤ，具有明顯抗自由基，延緩衰老的作用，尤以牛腎含硒七十點二五毫克／百克，對抗衰老及抗癌有明顯的作用。

(三) 宮廷抗衰老窩頭

其原料有黃豆粉、粟米粉、玉米粉、黑芝麻、核桃仁、鮮菊花、大棗、香油、蘇打、蜂蜜加水調麵製成窩頭。其中含有較高的蛋白質，含有維他命Ｅ、ＳＯＤ及硒，具有可靠的抗自由基、抗衰老的作用。

(四) 宮廷抗衰老八寶糯米飯

其原料有糯米、薏苡仁、白扁豆、蓮子、紅棗、核桃仁、龍眼肉、青竹梅、熟豬油、白糖混合入籠蒸熟食用，其中薏苡仁紅棗、青竹梅、龍眼肉等含有ＳＯＤ，具有抗衰老作用。

(五) 宮廷抗衰老八寶蛋糕

其原料有茯苓、人參、山楂、陳皮、雞蛋、核桃仁黑芝麻、山藥粉、蜜櫻桃、蓮子粉，混合入模烤成蛋糕，其中含有維他命C、E、SOD鋅、硒等已爲現代科學證實爲抗衰老食品。

(六) 宮廷抗衰老茯苓包子

其原料，麵粉、白茯苓、酵母適量，瘦豬肉、濃雞湯等拌餡，包成包子。具有抗自由基抗氧化作用，含SOD有抗衰老作用。

(七) 宮廷抗衰老龍枸燕窩湯

其原料有燕窩、枸杞、龍眼肉，煮湯。其中枸杞、龍眼肉已證實含超氧化物歧化酶具有可靠的抗衰老作用。

(八) 宮廷抗衰老芡實餃子

其原料有麵粉和麵做皮，餡用瘦豬肉、芡實、洋蔥、嫩豌豆、麻油等。芡實含較高的維他命E，具有抗衰老作用。

三、抗衰老粥譜

粥是老年人喜歡吃的主要食物，無論是小孩還是病人，都用米、豆、玉米及紅薯、胡蘿蔔和蔬菜煮成稀粥，作爲身體虛弱或病人的飲食，這也是我國的民族習慣吃法，因爲藥食同源，故也有藥粥說法。

藥粥是我國醫學瑰寶，歷史悠長，長沙馬王堆一號墓出土的西漢女屍文物，就有「青粱米粥」治療蛇咬傷的記載。說明古人就已知道藥粥來防治疾病。現代醫學研究表明，很多中藥（如人參、山楂）含有抗衰老的超氧化物歧化酶及維他命C、E和硒、鋅、鐵等抗衰老物質，再加穀物和蔬菜煮成粥，是獨具一格的抗衰老方法。

(一) 慈禧太后養心延壽粥

清宮名貴食品是茯苓餅、茯苓糕。茯苓是多孔菌科眞菌屬植物，寄生於土內，外形爲球，橢圓、瘤狀塊。其化學成分，含茯苓酸，麥角甾醇、卵磷脂、酶，有降糖，鎮靜作用，以及提高免疫力功能，抗腫瘤、抗衰老的作用。

養心延壽粥的配方中有茯苓、酸棗仁、山藥、枸杞子等加五穀雜糧熬粥。現代研究，枸杞子含SOD五十四點三國際單位／克，山藥含有SOD，是有效的抗衰老粥。

(二) 慈禧太后抗衰老八珍粥

其原料有茯苓、蓮子、芡實、扁豆、薏米、藕粉加白糖做糕，或加米煮粥，做主食，以抗衰老。

(三) 慈禧太后抗衰老長壽粥

其原料有，人參、枸杞子、山萸肉、加糯米煮粥，具有清除自由基作用，與維他命E抗衰老相似，能增加記憶力，減少老年斑的形成。

(四) 山楂抗衰老粥

其原料有鮮山楂，加梗米煮粥。現代研究山楂含有果酸、胡蘿蔔素、維他命C，超氧化物歧化酶，有促進消化、擴張血管、增加冠狀動脈血流量、使血壓下降、具有降脂強心、消除自由基、減少老年斑形成等效用，動物實驗證明有強的抗衰老作用。

(五) 木耳抗衰老粥

黑木耳是寄生腐朽樹木或人工培植的一種菌綱類植物。我國古代在《鬼遺方》中就有木耳粥補虛、益氣及補血的記載。現代研究發現，它含有抗衰老的纖維素二十九點九克／百克，胡蘿蔔素零點一毫克／一百克，維他命E十一點三八毫克／百克，以及鈣、鐵、鋅、磷、硒等及超氧化物歧化酶。動物實驗證實，黑木耳粥SOD活性顯著提高，所含維他命E及微量元素更增加抗衰老作用，還有降血脂、預防動脈粥樣硬化等功效。

(六) 大蒜抗衰老粥

大蒜原產義大利西西里島，據說是漢朝張騫出使西域時帶回我國的。

大蒜應用十分廣泛，《本草綱目》記載，用大蒜能使患者「吐鳴」。華佗用大蒜能使患者「吐蟲」。古希臘為了增加運動員的耐受力，大量食蒜。大蒜含有蛋白質、脂肪、糖、鈣、磷、以及多種維他命，還含有大蒜素能殺滅或抑制痢疾桿菌、傷寒桿菌、霍亂桿菌、沙門菌及陰道滴蟲、蟯蟲等，常用防治多種疾病。新近國內外研究發現大蒜能治高血壓、肺結核、糖尿病、冠狀動脈血栓症，並能減少心臟病的發作。我國學者研究發現，服用大蒜能使鉛中毒患者尿鉛量下降到正常值，可預防鉛中毒的發生。另外，試驗證明，新鮮大蒜可抑制人體亞硝胺的合成和吸收，增加人體抗癌能力。大蒜還含有抗衰老物質，胡蘿蔔素、維他命C、E、鈣、鋅、磷、硒、超氧化物歧化酶等。

(七) 胡蘿蔔抗衰老粥

胡蘿蔔又稱「小人參」，其富含維他命A著稱。現代發現胡蘿蔔所含β-胡蘿蔔素是很敏感的抗氧化劑，也就是抗衰老劑。Cazinno）報導，β-胡蘿蔔素對心絞痛有治療作用。並能使T、B免疫細胞增殖，具有保護細胞避免自由基的破壞作用而具抗衰老作用。

(八) 大棗抗衰老粥

大棗歷來作爲補藥，國內外馳名。現代研究大棗含有重要的抗衰老物質，尤其是維他命C，是水果類維他命C之王。還含有超氧化物歧化酶，具有抗氧化劑，抗自由基的功效，動物實驗證實，服食大棗明顯提高體內SOD的水平，確實可延緩衰老。

(九) 龍眼抗衰老粥

龍眼，也叫桂圓、圓眼。現代研究，含有胡蘿蔔素二十毫克／百克，維他命C四十三毫克／百克，硒零點八三微克／百克，動物實驗有抗癌的作用，還可降血脂，增加冠脈流量，對健忘、失明有一定作用。

(十) 蜂蜜抗衰老粥

蜂蜜含葡萄糖百分之七十至八十，有花粉粒、蠟、含泛酸零點九九微克／克，菸鹼酸零點九二微克／克，維他命A、D、E，《神農本草經》載：「久服強志輕身，不饑、不老。」人類兩千年來一直用蜂蜜抗衰老，數學之父畢達哥拉斯（Pytnogoras）、偉大的科學家阿維森納（Avicenna）均長期食用蜂蜜而長壽，肯定了蜂蜜有抗衰老作用。

第十二章 古代名人養生觀

一、孔子長壽觀

我國古代最著名的思想家、教育家孔子，在比較艱苦的生活環境中能活到七十多歲高齡與其長壽觀分不開的。孔子說：「天道以中庸為法，過不及，皆致失常，養生之道不離中庸則可望頤養天年。」又主張「君子先乎德」，提出了以德立身是養生的重要根基，並且提出了一些良好生活準則。在《論語‧鄉黨》篇裡提出，暑天宜穿粗或細的葛布單衣；冬天要穿皮袍，配毛氈；在飲食上要「食不厭精」等，因為精細之食不傷脾胃，便於消化吸收。他還說：「君子有三戒：少之時，血氣未定，戒之在色；及其壯也，血氣方剛，戒之在鬥；及其老也，血氣既衰，戒之在得。」這裡明確地指出人們應根據不同年齡段及體質來養生。青少年時期，身體發育尚不成熟，要注意不要早婚，不要性生活太頻；中年時，不要過度勞累，要注意勞逸結合；老年時，要淡泊名利，體質已經衰弱，不要再竭力追求名利，因為得到的往往是苦惱和煩悶，甚至帶來疾病。他特別欣賞那種清心寡欲的精神狀態。提倡心胸坦蕩，剛毅堅強。並提出：調節行動、導人以善、交好朋友三種有益養生之事，極端反對驕傲自大、遊蕩忘返、飲食荒淫有害健康諸事。

二、老子的養生觀

老子是我國古代道家學派的創始人，同時他也是養生學的始祖。當今養生學的三條基本原則：「保養精氣」、「順乎自然」、「氣功修練」是與他積極倡導相關。

㈠養精保氣

老子認爲：人的生命是由男女交合的性活動所產生，人體之精是性活動之源。精，又是人體生活的來源；精足，則生命就強健；精衰，則生命就虛弱。《老子》一書記載：「見素抱樸，少思寡欲。」（十九章）意解：質樸、單純，少私心，寡欲志。「禍莫大於不知足，咎莫大於欲得。故知足之足，常足矣。」（四十六章）意解：災禍沒有比不知足更大的了，罪過沒有比貪得無厭更大的了，所以懂得滿足就永遠滿足了。這是後世知足常樂養生思想的來源。

㈡順乎自然

《老子》說：「道生一，一生二，二生三，三生萬物。」在自然界天地間生存的人，必須遵循天地變化運行規律，如此才能合道，道合才能長生。「人法地，地法天，天法道，道法自然」

的理論，構成了老子的天道觀，這種天道觀指出天地萬物生成變化的原理，只能順乎這種變化，才能長生。這是後世養生家「順乎自然」的養生觀的理論來源。

(三) 氣功養生

老子非常重視氣功養生，為後世道家養生家所繼承和發揚。道家所謂「呼吸吐納」法，是源於老子。此功法要求：閉口端坐，萬念自捐，兩目微開，稍見微明；後觀其明於玄關（丹）一竅，此即所謂「觀其竅」也。然後行腹式呼吸，每次呼吸時間要長，呼吸間有停閉。常修此功，漸修眞氣自動地推向經絡中去，達到氣貫全身的目的。靜柔功論，主要體現老子「以靜制動，以弱勝強，以柔克剛」的思想。後世氣功家和武術家據此創作出各種功法，如靜坐功、柔氣功、內壯功等。老子所說的柔、弱、靜並非消極的狀態，而是孕育著剛、強、動的積極力量的產生，是外柔內剛、外弱內強、外靜內動，是柔中有剛、弱中有強、靜中有動。這樣使人體保持著一種生生不息的柔和之氣，生命永遠處在運動的狀態，人體就能獲得內外平衡、健康、長壽的基礎。

三、蘇東坡的養生法

蘇東坡是北宋一代文豪，他不僅是一位傑出的文學家，還精通養生之道，並著有〈上張安道養生訣論〉、〈續養生論〉、〈問養生〉等。儘管他一生道路坎坷曲折、飽嘗艱苦惡劣生活環境磨難，到年過花甲之後，仍然精力旺盛、雙目有神，無不與他健身養生術密切關係。他慣用梳髮健身。「羽蟲見月爭翾翾，我亦散髮虛明軒，千梳冷快肌骨醒。風露氣入霜蓬根。」意解：月光下，我立於軒閣上，散開長髮梳理，直到頭腦清醒，筋骨有力，寒風露氣吹入白髮根上，精神抖擻，痛快極了。

他在〈仇池筆記・論茶〉中談：「除煩去膩，世固不可無茶。」對茶的功能有獨到見解。還說：「每食已，輒以濃茶漱口，煩膩既去，而脾胃自知；凡肉之在齒間者，消縮脫去，不煩挑剔也，而齒便漱濯緣此漸堅密，蠹病自己。」在牙膏、牙刷尚未發明的古代，提出了食後用茶漱口的辦法，保持口腔衛生。

「擦腳」是蘇東坡又一重要健身法。每天早晚盤腿坐在床上，雙目緊閉，用力按摩腳心，左右腳各二百次，可以預防和減輕一些疾病的症狀。蘇東坡對飲食有嚴格要求，「自今日以往，不過一爵一肉」（一餐不超過一杯酒、一個肉菜）做到飲食有節以健身養生。

蘇東坡一生倡導並實踐了「觀達好動」的性格。他多次遭貶輾轉流離，還受誣入獄，幾被處死的情景厄運中，他仍然注意身體的鍛鍊，保持著達觀開朗的情緒。在最不得意的時候，仍不甘寂寞，或泛舟，或登山，盡情領略山川古蹟，去感悟人生，鍛鍊體格，努力從苦悶、愁思之中尋找自我解脫的途徑。他在政事之餘，習射放鷹，關心百姓，興利除弊，盡力為百姓做好事。「蘇堤」、「東坡肉」的緣由記錄了人們對他功績的懷念。

四、陸游養生四法則

陸游是我國南宋大詩人，同時也稱得上是一位養生學家，他的許多觀點都寫入了他的詩句中。其養生四大法則：

(一) 注重飲食起居

他在〈病起雜言〉中說：「起居飲食每自省，常若嚴師畏友在我旁。」強調飲食節制。飲食適宜則養人，飲食太過會傷人。在〈養生〉中云：「衣巾視寒燠，飲食節飽饑。」教人飲食饑飽適度。又在〈食粥〉中云：「世人個個學長年，不悟長年在目前；我得宛丘嚴易法，只將食粥致神仙。」說明藥粥能起延年益壽之功效。

(二) 強調吐納、導引、按摩

他在〈自解〉詩中云：「老生要是常談樂，吐納餘閒即按摩。」其〈春晚〉詩云：「啄吞自笑如孤鶴，導引何妨效五禽。」又云：「兩眦若有光，夜視如正晝。」（〈中夜睡覺兩目每有光如初日歷歷照物晁文元公〉）經過長期鍛鍊，仍然兩眼炯炯有神，照物清晰。

(三) 喜梳頭、勤洗腳

梳頭、洗腳是日常小事，陸游將之納入養生法則。「覺來自見天窗白，短髮蕭蕭起自梳。」經常梳頭，以助陽氣，流通五臟。洗腳也大有好處，因為腳部有六十多個穴位，又是足三陽經的起點，故有強身補腎之效。

(四) 重視情志調攝

陸游自稱「書癡」：「客來不怕笑書癡。」（〈讀書〉）又說：「老人世間百念衰，惟好古書心未移。」（〈讀書至夜分感歎有賦〉）讀書忘憂，堪稱顏回第二，陸游就是從中獲得安慰，而有益健康。現代醫學研究發現，人在得到安慰時，大腦內可分泌出類似嗎啡的一種物質，稱爲「腦內嗎啡」，不僅使人產生心情愉快的感覺，還具有防止老化、提高自然治癒力的出色藥理功效。又說：「治心無他法，要使百念空。」（〈治心〉）他生性豁達，即使在窮困潦倒之際，仍浩歌不息，吟詩不止。陸游把吟詩作爲養生之法，醫生專家認爲反覆吟詩可使大腦皮層的興奮與抑制過程達到相對平衡，增強有益激素分泌，增加血流量，調節神經細胞的興奮最佳狀態，有益身心健康，延年益壽。

五、孫思邈養生法則

孫思邈是我國唐代偉大醫藥學家，曾多次拒絕唐太宗等所授爵位，長期居住民間，研究醫學，爲人療疾，採種中藥，著書立說，因此被人們尊稱爲「藥王」。同時他又是一個著名養生學家，他提倡養生、食治和怡老，內容豐富，涉及到預防醫學、心身醫學、老年醫學等諸多領域。由於他養生有道，身體力行，活到了一百零一歲。

(一) 提倡抑情節欲

孫思邈認爲情欲過度是罹病早衰的重要原因之一，倡導「十二少」，即：「少思、少念、少欲、少事、少語、少笑、少愁、少樂、少喜、少怒、少好、少惡。」（《千金要方・卷二十七養性・道林養性第二》）並強調性醫學衛生的重要性，認為房事太過，不僅影響本人的身體健康，還要影響優生優育，影響下一代人的健康。為此，他引用彭祖的觀點：「上士別床，中士異被，服藥百裹，不如獨臥。」（《千金翼方・卷十二養性・養性禁忌第一》）說明節制房事的重要性。

(二) 主張常欲小勞

「養性之道，常欲小勞，但莫大疲及強所不能堪耳。」（《千金要方・卷二十七養性・道林養性第二》）認為運動比營養、體動更重要，從而把按摩、導引，搖動肢體等全身運動作為養生的重要內容。

(三) 既強調食養，又重視藥餌

「安身之本必資於食，救疾之道惟在於藥。不知食宜者，不足以全生；不明藥性者，不能以除病。」（《千金翼方・卷十二養性・養志食療第四》）又說：「先饑而食，先渴而飲，食欲數而少，不欲頓而多。」（《千金要方・卷二十七養性・道林養性第二》）認為小量多餐有益健康。所以，服用滋補植物藥餌為養生措施之一。

(四) 重視環境居住處

在居家住地的選擇上他強調：「背山臨水，氣候高爽，土地良沃，泉水清美。」（《千金翼方・卷十四退居・擇地第一》）「山林深處，固是佳境。」（同上引書）現代人居住環境和療養勝地，都選定在山清水秀、鳥語花香、空氣清新、環境幽靜處。在住室上面，他說：「但令素雅淨潔，無風、雨、暑、濕為佳。」（《千金要方・卷二十七養性・道林養性第二》）

第十三章

中國帝王養生之道

中國歷史數千年從原始社會太昊、伏羲至舜帝直至大清帝國共有四百多位帝王，作爲中國封建社會最高統治者，他們的平均壽命不足四十歲，儘管他們的死因很多，但絕大多數的帝王以求神仙採藥草的迷信爲主導祈求長生不老、返老還童的靈丹妙藥，尤其是以戰國時期以後，極力宣揚服「金丹」長生不死的謬說，致使許多君主皇帝未盡天年而壽夭。歷史上最有影響的可就是秦始皇了。

秦始皇，姓嬴，名政（西元前二五九—前二一〇年），秦王朝始稱皇帝。統一中國後，受到戰國時期相傳山東蓬萊海底有長生不老藥的影響——時傳戰國時有三個修仙道士，相把齊威王、齊宣王、燕昭王的靈魂從身體中解脫出來，對諸王說：「渤海裡有三座山，名叫蓬萊、方丈、瀛洲。」山上的宮闕是黃金、白銀鑄造的，裡面住有許多仙人，藏著吃了不死的靈藥……。自此肇端，秦始皇對有長生不老藥深信不疑，下令徐福帶領數千童男童女乘舟前往渤海蓬萊，尋找不老仙藥。經過幾年，什麼也沒有找到，徐福騙秦始皇說：「因爲海上有大魚，所以船不能開往蓬萊山。」於是他建議親自去找不老藥，揚言先把大魚射死，再去蓬萊山。據記載，在山東福山縣東北的海面上，確實有人用連發弩射死一條大魚。此後，徐福一行人入海後再也沒有回來。據民間傳說，他們最後到了日本國定居。由於秦始皇苛政暴虐，「焚書坑儒」，殘酷地剝削、鎮壓人民，民不聊生，「群盜滿山」，導致心理紊亂，身患疾病，於西元前二一〇年前後，在巡遊途中夭亡。在位二十五年，帝位十二年，終年五十歲。

這裡不得不提的是漢武帝劉徹（西元前一五六～前八七年），在位五四年，終年七十歲。他首創用年號紀年，並把中原的「秦人」改稱「漢人」，從此始稱漢族，此爲武帝劉徹的兩大貢獻。他施政採納董仲舒的主張，罷黜百家，獨尊儒術；在經濟上打擊富商大霸，興建煉鐵、煮鹽手工業，興修水利。晚年身體衰弱，病魔纏身，而力求神仙保命。他崇信方士方成、武利等採集民間草藥，並在建章宮造承露盤，以爲可以長生。爲此列舉有植物藥及礦物藥等四十餘種爲長生藥。其中茯苓、菟絲子等十餘種藥被《神農本草經》列爲「延年」之藥物。《史記・龜策列傳》中說：「江傍家人常畜龜飲食之，以爲能導引致氣，有益於助衰養老，豈不信哉！」以龜湯爲代表。但由方士迷信的把持下，信服「金丹」是長生不死的謬說，舉國興起煉「金丹」的歧路。

「金丹」是用「丹砂」礦石冶煉的，含有毒的硫化汞、鉛等重金屬，一般被製成化妝品、食具、織物朱紅塗料等，古代人卻極力宣揚服「金丹」可以升天的神話。《周易・參同契》中宣揚金丹「靈驗」說：「金砂入五內，霧散若風雨。重蒸達四肢，顏色悅澤好。髮白皆變黑，齒落生舊所，老翁復丁壯。」其時未盡天年而死者不計其數。反被方士們說成是「屍解」而「仙去」。長沙馬王堆一號墓出土的西漢女屍，經化驗，其肝、腎、肌、首含汞、鉛量超過正常人幾十倍至數百倍，其腸道中也有大量含汞物質殘留。據此推測，這位只活了五十餘歲的女人，是服「長生」、「金丹」而中毒死亡的。隋、唐、宋、元、明歷代是中國封建社會昌盛時期，雖然自然科學進一步發展，中國醫學史湧現出張仲景、華佗等醫學名家，但仍受東漢「金丹」迷信思想影響，使諸多皇帝因服「金丹」駕崩，未盡天年而壽終者不計其數。隋煬帝楊廣（五六九～六一八）迷信「金丹」長生不老，五十歲壽夭。唐太宗（六二七～六四九）從印度請來天竺方士那羅邇娑婆寐，行長生術，採諸奇藥異石製丹石服延年之藥中毒而死，壽終五十一歲。唐憲宗李純（七七八～八二〇）晚年廣求「長生」丹藥，命道士柳泌尋藥，並封爲台州刺史，憲宗服神丹以後，身體乾燥、煩渴，遂棄萬國未享天年而死亡，壽終四十三歲。唐穆宗、唐武宗、唐敬宗、唐宣宗等都不吸取教訓，繼續服「金石仙丹」，而日漸瘦弱、失神、肌膚枯杭、全身無力、多病，終因汞、硫、鉛中毒而死。唐穆宗三十歲、唐武宗三十三歲、唐敬宗十八歲、唐宣宗五十歲駕崩。《本草衍義・卷五・水銀》中記：「余不知服食說自何世起，殺人不可計。」明世宗朱厚熜（一五〇七—一五六六）他尊尚道教一生修玄，日求長生，不問政事，求神問藥，晚年長期服「金丹」，因汞、鉛中毒死於六十歲。

在帝王之中也有明智之人，如原始社會裡的帝堯，姓伊耆，名放勳，號陶唐氏，史稱唐堯，黃帝玄孫，帝嚳子，在位九十八年，終年一百一十八歲，他被稱君王之範。其辦事公正，勤儉樸素，吃粗糧，喝菜湯，穿麻布衣，住自己打造的茅草房。一生清茶淡飯，生活規律，行善積德，體察民眾疾苦，是中國傳說皇帝最長壽的一位君主。

在奴隸社會時的夏朝，其奠基人大禹，黃帝之玄孫，鯀之子，姓姒，名文命，夏禹。聰明勤勞，一生治水。先導河之水入湖海，再導溝壑之水入大河，歷時十三年，走遍九州，曾三過家門而不入。第一次經過家門口聽見妻子分娩的呻吟，第二次經過家門時看到妻子向他招手，第三次過家門口時，兒子拉他回家，都因水未治平，沒有時間回家，又去黃河了。一生勤勞鍛鍊，粗茶淡飯，實際是堅持身體力行運動鍛鍊養生，才能享年百歲。

中國古代從戰國時代起，吹起一鼓封建迷信求神拜佛之風，極力宣揚丹砂、黃金等金石類藥物能使人長生不老，飛升成仙。崇信此說的帝王們無一不因而殞命，從秦始皇因服「長生藥而暴亡」、漢昭帝因食「金丹」而短命，就連唐太宗李世民也因在長安吃了那羅邇娑婆寐的天竺方士所進延年藥而中毒身亡。

既然，「金丹」無效，帝王們又想「萬歲」，於是轉而追求飲食以求長生。封建帝王們擁有無上的權力，可以想要的一切，吃一切想吃的東西，飲食上的窮奢極欲卻與長壽的願望相反。據統計：明朝皇帝十六人，七十至七十三歲二人，六十四歲一人，五十七歲一人，四十七歲一人，四十歲一人，三十歲八人，二十餘歲二人，人均壽命三十九點五歲。可見，山珍海味、名酒仙丹，並不能使人長壽，反倒是催命壽夭之源。

清朝十位皇帝之中，康熙愛新覺羅・玄燁（一六五四—一七二二）享年六十九歲。法國天主教傳教士白晉在《康熙皇帝》一書中記：「康熙皇帝滿足於最普通的食物，絕不追求特殊的美味，五十歲起洗海水浴，吃土茯苓茶飲。」《神農本草・上品・草》記載：「茯苓，久服安魂養神，不饑延年。」康熙主張：「節飲食，慎起居，是祛病的良方。」「人的飲食，應選擇適宜自己的，對於所喜好的食物不可多食。」「老年人飲食宜淡薄，每進膳要兼吃蔬菜，則少病，於身有益。」康熙一生體魄健強，戰功卓著，政績顯赫，這與他養生有法分不開。雍正皇帝愛新覺羅・胤禛（一六七八—一七三五）享年五十八歲，宮內廣泛應用龜齡集藥及龜齡集酒，其原料有熟地、生地、天門冬、當歸、肉蓯蓉、川牛夕、枸杞子、杜仲、補骨脂、鎖陽、青鹽等。現代研究龜齡集具有顯著消除自由基的作用，已列入抗衰老藥物，至今香港、東南亞以及北美仍然廣泛應用。

乾隆皇帝愛新覺羅・弘曆（一七一一—一七九九）在位六十年，享年八十九歲。從六十歲起服人蔘、蔘麥飲及八珍糕（其配料有茯苓、蓮子、芡實、扁豆、薏米、藕粉，用白粉蒸糕吃）。現代研究，人蔘確實有抗衰老作用。

慈禧太后（一八三三—一九〇八）四十五歲開始服延齡益壽丹和長春益壽丹，及十全大補丸等。現代研究，人蔘、川芎、黃耆、茯苓、五味子等確有抗衰老的作用。

健康Life11　PE0061

新銳文創
INDEPENDENT & UNIQUE

健康活到天年

──不只要活得老，更要活得好

作　　者	尹浩鏐
責任編輯	林千惠
圖文排版	彭君浵
封面設計	王嵩賀

出版策劃	新銳文創
發 行 人	宋政坤
法律顧問	毛國樑　律師
製作發行	秀威資訊科技股份有限公司 114 台北市內湖區瑞光路76巷65號1樓 電話：+886-2-2796-3638　傳真：+886-2-2796-1377 服務信箱：service@showwe.com.tw http://www.showwe.com.tw
郵政劃撥	19563868　戶名：秀威資訊科技股份有限公司
展售門市	國家書店【松江門市】 104 台北市中山區松江路209號1樓 電話：+886-2-2518-0207　傳真：+886-2-2518-0778
網路訂購	秀威網路書店：http://www.bodbooks.com.tw 國家網路書店：http://www.govbooks.com.tw

出版日期	2014年6月　BOD一版
定　　價	350元

Printed in Taiwan

國家圖書館出版品預行編目

健康活到天年：不只要活得老，更要活得好 / 尹浩鏐著. --
初版. -- 臺北市：新銳文創, 2014. 06
面； 公分
ISBN 978-986-5915-66-7 (平裝)

1. 健康法 2. 養生

411.1 102003284

讀者回函卡

感謝您購買本書，為提升服務品質，請填妥以下資料，將讀者回函卡直接寄回或傳真本公司，收到您的寶貴意見後，我們會收藏記錄及檢討，謝謝！如您需要了解本公司最新出版書目、購書優惠或企劃活動，歡迎您上網查詢或下載相關資料：http:// www.showwe.com.tw

您購買的書名：____________________

出生日期：______年______月______日

學歷：□高中 (含) 以下　□大專　□研究所 (含) 以上

職業：□製造業　□金融業　□資訊業　□軍警　□傳播業　□自由業

□服務業　□公務員　□教職　□學生　□家管　□其它_____

購書地點：□網路書店　□實體書店　□書展　□郵購　□贈閱　□其他

您從何得知本書的消息？

□網路書店　□實體書店　□網路搜尋　□電子報　□書訊　□雜誌

□傳播媒體　□親友推薦　□網站推薦　□部落格　□其他________

您對本書的評價：(請填代號　1.非常滿意　2.滿意　3.尚可　4.再改進)

封面設計____　版面編排____　內容____　文／譯筆____　價格____

讀完書後您覺得：

□很有收穫　□有收穫　□收穫不多　□沒收穫

對我們的建議：____________________

請貼
郵票

11466
台北市内湖區瑞光路 76 巷 65 號 1 樓
秀威資訊科技股份有限公司 收
BOD 數位出版事業部

....

（請沿線對折寄回，謝謝！）

姓　　名：__________________ 年齡：_______ 性別：□女　□男

郵遞區號：□□□□□

地　　址：____

聯絡電話：(日) ____________________ (夜) ____________________

E-mail：____